# 关爱前列腺
# 呵护“生命腺”

主　编　赵　奕　张玉石

中国协和医科大学出版社
北　京

**图书在版编目（CIP）数据**

关爱前列腺，呵护“生命腺”/ 赵奕，张玉石主编 . 北京 : 中国协和医科大学出版社 , 2025.4.
ISBN 978-7-5679-2564-9

Ⅰ . R697

中国国家版本馆 CIP 数据核字第 2025CU4545 号

**主　　编**　赵　奕　张玉石
**责任编辑**　李元君　杨雪娇
**封面设计**　河北回声文化传播有限公司
**责任校对**　张　麓
**责任印制**　黄艳霞
**出版发行**　**中国协和医科大学出版社**
（北京市东城区东单三条 9 号　邮编 100730　电话 010-65260431）
**网　　址**　www.pumcp.com
**印　　刷**　天津画中画印刷有限公司
**开　　本**　710mm×1000mm　1/16
**印　　张**　6.75
**字　　数**　120 千字
**版　　次**　2025 年 4 月第 1 版
**印　　次**　2025 年 4 月第 1 次印刷
**定　　价**　59.00 元

# 编者名单


**主　编**　赵　奕　张玉石

**副主编**　王文达　郑国洋

**编　者**　（按姓氏笔画排序）

王　旭　王　栋　王　站　王　娟　文　进

邓建华　纪志刚　李永强　连鹏鹄　吴兴成

张寅生　陆相云　周　毅　周敬敏　周智恩

赵　扬　赵　欣　徐维锋　黄厚锋　黄钟明

董德鑫　樊　华

# 前言

关爱男性健康是目前社会健康问题的一个重要方面，尤其在快节奏主导的今天，男性亚健康的情况日益普遍。前列腺作为男性独有的器官在男性健康方面起着至关重要的作用，又被称为男性的“生命腺”。

前列腺疾病可以发生在男性的各个年龄段，随着对前列腺疾病的深入研究和认知，我们发现前列腺疾病的发生、发展趋于年轻化。然而，因受到传统观念的束缚及重视程度不够，很多男性患者患病而不自知，甚至讳疾忌医而延误了治疗，造成了不可挽回的后果。还有很多患者得知病情后因缺乏对疾病的认识而感到焦虑和无助。基于上述情况，本书为广大男性前列腺疾病患者提供了更加易懂、全面的前列腺疾病相关科普知识，力求在一定程度上解决患者的问题和困扰。

我们在临床工作中面对患者时，通常会发现患者及家属没有办法理解我们所说的专业术语，尤其是年龄较大的患者理解起来难度更大。因为门诊就诊时间有限，医生无法对每一个专业术语进行详尽的解释，这样严重影响了患者看病的效果甚至后续的治疗。因此，我们仔细收集了一些临床医生在临床工作中常被患者问到的问题，也是广大患者患病初期最关心的问题。为让更多的患者能轻松了解前列腺疾病，我们力求用生动的语言描述各个专业知识点。本书既保持了专业知识的严谨性，又做到了言语的简洁、易懂，系统地从病因、诊断、治疗及预后等方面，以问答的方式为大家展现前列腺常见疾病相关内容，方便患者更好地查阅、理解。

我们希望通过这本前列腺科普书能让更多的人了解前列腺疾病，相信我们写的这本书可以为广大患者提供帮助。

当然，在编写过程中难免有疏漏或不足之处，殷切希望广大读者给予批评指正，以便再版时予以更正，方便我们更好地为患者提供医疗服务。

最后，再次感谢各位编者为本书辛勤工作，感谢你们在百忙之中奉献宝贵经验和时间。我们相信，通过我们的努力可以让更多的前列腺疾病患者受益。

赵　奕　张玉石

2024 年 10 月

# 目　　录

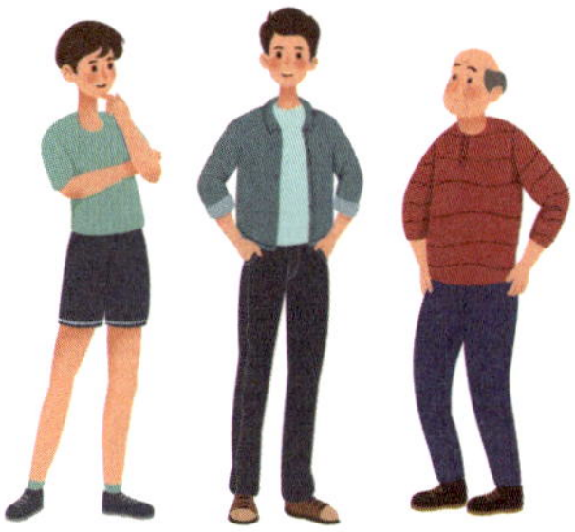



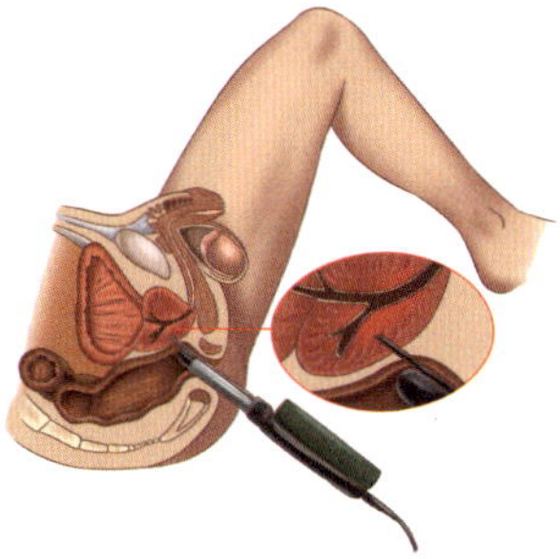

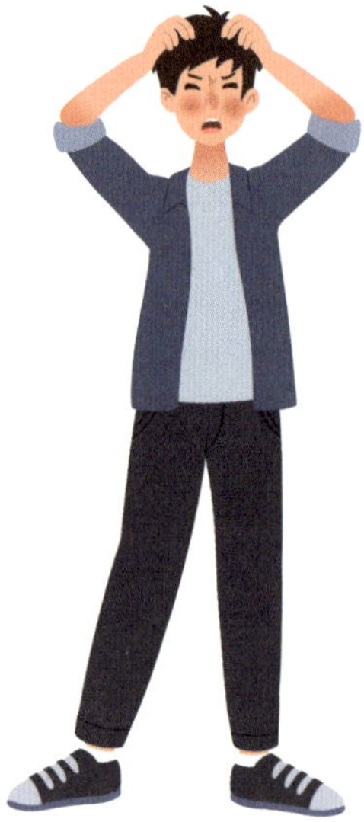

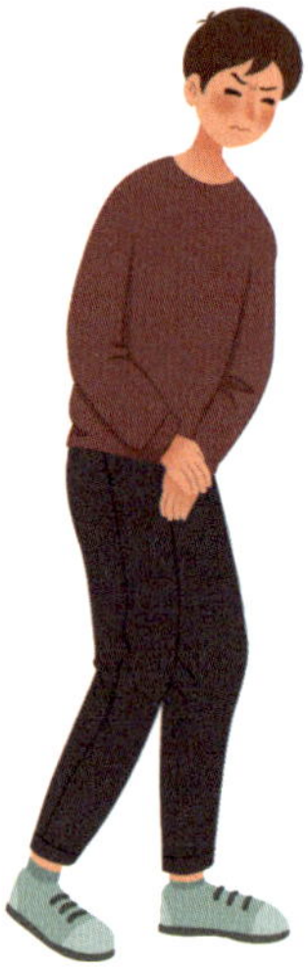



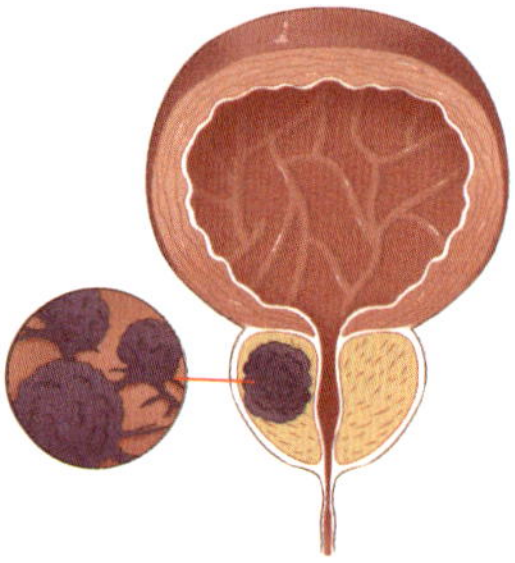

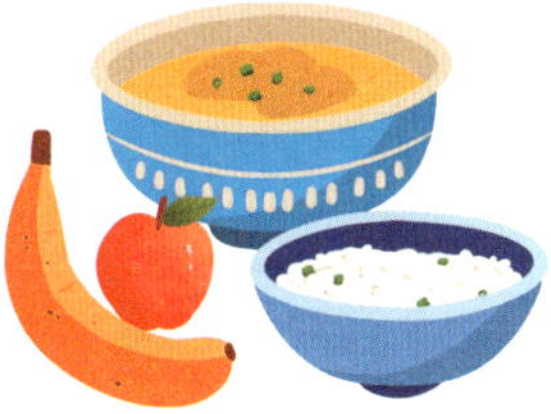

# 第一章

## 前列腺小常识

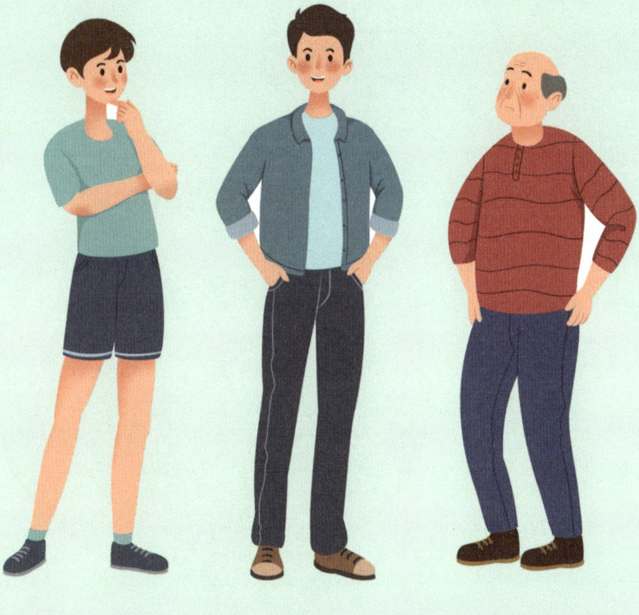

## 1. 什么是前列腺

前列腺是男性特有的重要附属性腺，外形酷似栗子，上端宽大称为前列腺底部，邻接膀胱颈，下端尖细，位于尿生殖膈上，称为前列腺尖部。前列腺位于膀胱与原生殖膈之间，前列腺底与膀胱颈、精囊腺和输精管壶腹相邻，前方为耻骨联合，后方为直肠壶腹。有尿道和射精管从前列腺中穿行。

## 2. 前列腺长什么样

基于组织学和疾病关联性，前列腺可分为：中央区（CZ），构成前列腺的25%；外周区（PZ）包围着中央区，构成前列腺的25%；移行区（TZ），以马蹄形的方式包围着尿道的前外侧部分。了解这些组织学区域至关重要，因为70%的腺癌来自外周区，20%来自移行区，只有10%的腺癌来自中央区。而前列腺炎更常发生于中央区，良性前列腺增生通常出现于移行区。

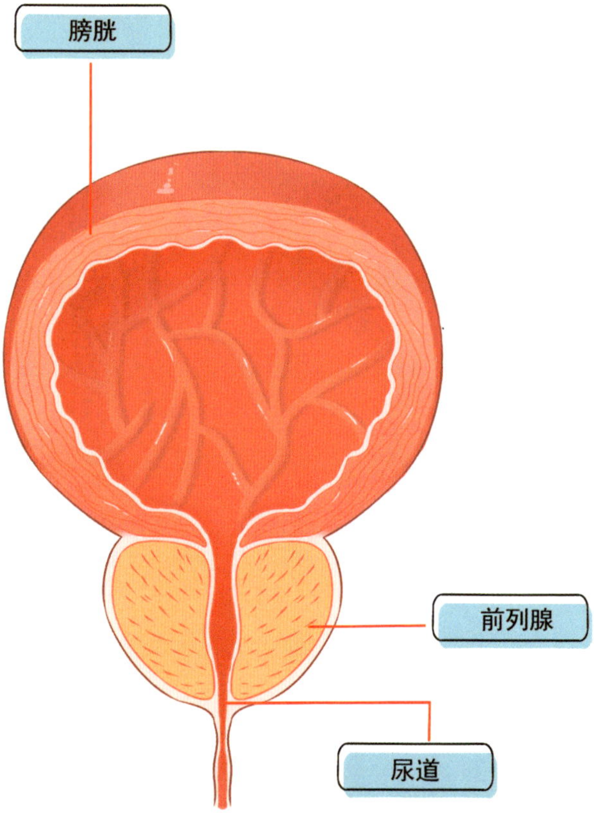


正常的前列腺横径约4cm，垂直径约3cm，前后径约2cm。临床上，通常以“0.52× 横 径（cm）×

垂直径（cm）× 前后径（cm）”来估算前列腺的体积大小。前列腺体积会随年龄增长而增长。儿童的前列腺很小，性成熟期前列腺迅速生长；老年时前列腺退化萎缩，如腺内结缔组织增生，则出现前列腺肥大。

## 3．前列腺有什么功能

前列腺的生理功能主要包括外分泌、内分泌、控制排尿、辅助控制勃起、辅助排精等功能。

（1）外分泌功能：外分泌功能主要是指前列腺可分泌前列腺液。前列腺液为精液的重要部分，占精液的 15% ～ 30%，可激发精子活力、促进精液液化、提高精子成活率、促进受精卵形成及维持生殖泌尿系统卫生等。

（2）内分泌功能：前列腺含有丰富的 5α- 还原酶，可将睾酮转化为双氢睾酮。双氢睾酮在良性前列腺增生的发病过程中起重要作用。通过阻断 5α- 还原酶可减少双氢睾酮的产生，从而使增生的前列腺组织萎缩。

（3）控制排尿、辅助控制勃起功能：前列腺包绕尿道，与膀胱颈贴近，构成了近端尿道壁，其环状平滑肌纤维围绕尿道前列腺部，参与构成尿道内括约肌。发生排尿冲动时，伴随着逼尿肌的收缩，内括约肌则松弛，使排尿顺利进行。前列腺出现问题时会导致尿频、尿急、尿不尽等症状，也可出现性功能异常，如阳痿、早泄。

（4）辅助排精功能：前列腺内有射精管穿过。当射精时，前列腺和精囊腺的肌肉收缩，可将输精管和精囊腺中的内容物经射精管压入后尿道，进而排出体外。

## 4．只有老年人才需要担心前列腺疾病吗

前列腺疾病与年龄有相关性，但并不是只有老年人才会发生前列腺疾病。

不同的前列腺疾病其好发年龄不同。例如，前列腺炎从青春期即可开始出现，中青年多发，而前列腺增生、前列腺癌好发于50岁以上的中老年人。

前列腺炎以18～54岁患者为主，占比约89%;其中25～34岁占比最高，约占40%，且近年来趋势显示18～24岁患者就诊占比逐渐升高。前列腺增生患者以45岁以上为主，占比约95%，但近年来55～64岁占比有所升高。前列腺癌主要见于中老年男性。40岁前少有临床诊断的前列腺癌，但此后发病率会快速增长，峰值年龄段为65～74岁。美国国立癌症研究所的流行病学数据显示，2011—2015年间35～44岁、45～54岁、55～64岁、65～74岁、75～84岁及≥85岁男性新发前列腺癌的构成比分别为0.5%、9.0%、32.7%、38.8%、15.1%和3.9%。

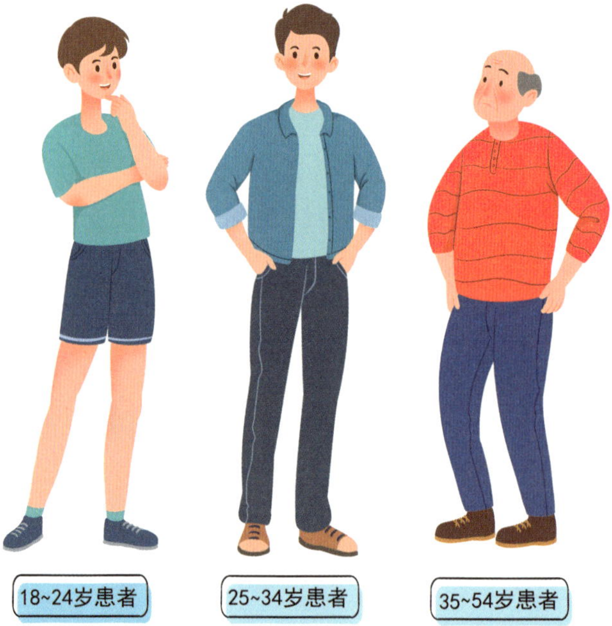


## 5. 常做前列腺按摩可以预防或改善前列腺炎吗

前列腺按摩不仅是诊断慢性前列腺炎的常用技术，也是治疗手段之一。

由于前列腺导管细小而弯曲，炎症、水肿导致静脉回流不畅易造成前列腺腺管堵塞。前列腺按摩通过挤压、刺激前列腺，可通畅腺管引流、改善局部循环，有利于增加局部药物浓度，达到促进治疗的目的。已有多项研究结果显示，前列腺按摩联合药物治疗可以增强慢性前列腺炎的治疗效果，有助于改善血液循环，促进前列腺液和炎性分泌物的排出，减轻症状。但需要特别注意的是，前列腺按摩不适用于急性前列腺炎患者。因为急性前列腺炎患者进行前列腺按摩可能导致感染扩散，甚至引起菌血症，从而加重病情。在使用前列腺按摩作为治疗方法时，应该咨询专业的泌尿外科医生，以确保治疗的安全性和有效性。

## 6. 手淫过度会损伤前列腺吗

适当的手淫不会影响身体健康，且有助于前列腺功能的正常发挥，而没有节制和频繁的手淫可诱发前列腺炎。多项研究显示，频繁手淫是慢性前列腺炎发生的危险因素。过度手淫引起慢性前列腺炎的主要原因：一是过度刺激生殖器官，前列腺长时间处于充血状态，导致功能失调症的病变；二是破坏了前列腺的生理功能及自身免疫力，易受病菌侵入导致细菌性炎症；三是过度手淫会引起生殖内分泌功能失常，前列腺液微量元素锌大量丢失，导致前列腺功能失调和炎症病变。另外，过度的手淫可能导致患者严重的心理障碍，由过分的自责、内疚转变而来的焦虑、抑郁等不良情绪使前列腺炎的症状躯体化，进而加重病情。

## 7. 前列腺疾病可以自愈吗

前列腺疾病通常不会自愈，而是需要适当的治疗和管理。

前列腺炎可能是细菌性的或非细菌性的。对于细菌性前列腺炎，通常需要抗生素治疗；对于非细菌性前列腺炎，治疗可包括疼痛管理、抗炎药物、康复物理疗法等。通过治疗，症状可缓解，但通常不会自愈。

良性前列腺增生（BPH）是男性普遍面临的问题，随着年龄的增长，前列腺的体积呈自然增大的趋势，因此其通常不会自愈。虽然 BPH 并非癌症，但它可能会导致尿路症状，如尿频、尿急、排尿困难等，且症状会越来越明显。治疗 BPH 通常包括药物治疗（如 α 受体阻滞剂，5α- 还原酶抑制剂）或手术干预（如经尿道电切术或射频治疗等），以减轻症状并改善生活质量。

前列腺癌为恶性肿瘤，同样无法自愈。前列腺癌通常需要针对患者病情进行个体化的治疗方案，包括手术、放疗、化疗、内分泌治疗或监测观察，早期诊断和治疗可以提高前列腺癌的治愈率和改善预后。

虽然前列腺疾病通常不会自愈，但通过及时诊断和适当治疗，许多患者可以获得显著的症状缓解和生活质量的改善。因此，如果怀疑自己患有前列腺问题，尽快咨询医生进行评估和治疗。

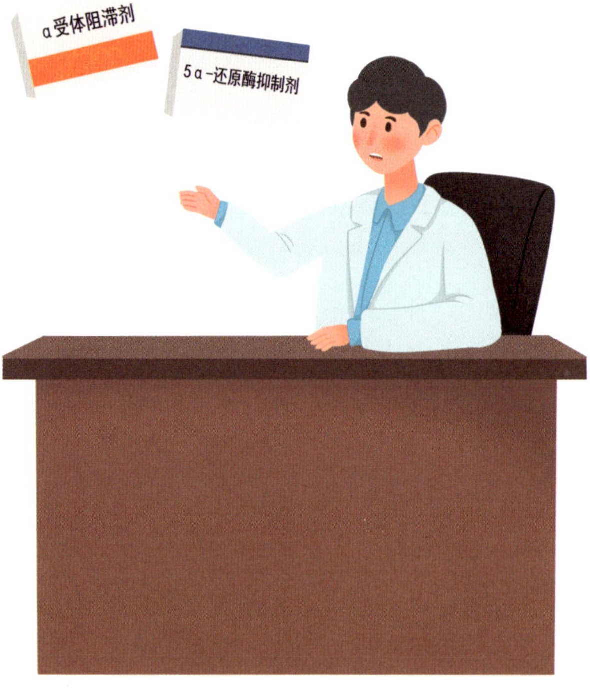

## 8. 多运动有助于治疗前列腺疾病吗

总体来说，多运动对于前列腺健康是有益的。

对于前列腺炎，有研究证据表明，适度的有氧运动可改善疼痛、生存质量和总体症状评分。

对于良性前列腺增生（BPH），一些研究表明适度的有氧运动（如散步、跑步、游泳或骑自行车等）可能有助于缓解症状，如尿频、尿急和排尿困难等；同时运动可以帮助控制体重、改善血液循环，从而减轻 BPH 引起的尿路症状。

运动可能还对于前列腺癌的预防和治疗具有一定的好处。研究表明，适度的身体活动可以降低前列腺癌的发病风险。对于已经被诊断出患有前列腺癌的患者，一些观察性研究表明，体力活动可改善生活质量、减少前列腺癌复发，以及提高前列腺癌总生存率。根据美国癌症学会营养与体力活动指南，若无身体限制或禁忌证，癌症生存者力争每周至少 150 分钟的中等强度运动，或每周 75 分钟的高强度有氧运动，或者等效的中等 / 高强度有氧运动组合。

在开始新的运动计划之前，特别是对于已经存在前列腺问题的人，建议先咨询医生，医生可根据个体情况和疾病类型提供个性化的建议，并确保选择的运动适合患者的健康状况。

## 9. 体检报告提示前列腺钙化怎么办

前列腺钙化，在体检报告中又可被描述为“前列腺钙化灶”或“前列腺钙化斑”。前列腺液通过前列腺腺泡的导管排出，当导管阻塞时，前列腺分泌物淤积可引发炎症，此时脱落的上皮细胞及前列腺液中所含的钙盐和磷酸镁沉积在淀粉样体上，最终形成钙化。其发生诱因包括雄激素水平下降、前列腺组织退行性变、慢性前列腺炎、前列腺液潴留、前列腺管狭窄、尿液反流、钙磷代谢紊乱等。临床上最常见于慢性前列腺炎和前列腺增生。

大多数单纯的前列腺钙化无明显症状，多在体检时发现；部分是因为合并有前列腺炎或前列腺增生的相关症状，完善前列腺彩超时才被发现。对于没有任何临床不适的青年男性，如发现前列腺钙化，定期随访复查即可。如患者合并有前列腺炎或前列腺增生相关的表现，则需进一步评估病情，进行相应的规范性治疗。

另外，目前尚无研究数据表明前列腺钙化会增加前列腺癌的发生率，因此对于前列腺钙化无须过度紧张，前列腺癌筛查遵医嘱定期进行即可。

## 10. 专科医生和网络资源我们应该更相信谁

专科医生和网络资源在信息获取和健康建议方面各有优势和限制。

首先毋庸置疑的是，专科医生具有更为专业的知识和培训背景。专科医生接受长期的医学专业学习和培训，具有深入的医学知识和临床经验。因此，作为专业医疗从业者，他们的建议和诊断通常更可靠、更准确。同时，在了解患者的具体病情后，专科医生可以根据患者的具体情况提供个性化的诊断和治疗建议。但专科医生的就诊相对复杂，需要挂号预约、现场就医。当然，随着互联网诊疗的推广，这些不便可以得到部分解决。

网络资源具有其便捷性和广泛性，可以提供大量的医学信息和健康建议，方便人们随时随地获取信息。另外，在一些网站或社交平台上，人们可以找到支持和共享经验的网络社区。但需要注意的是，这些信息并非都是科学、准确的，也不是都具有普适性的，需要有专业人员协助甄别和筛选。在浏览网络信息时，要注意查找可靠的来源，避免信任不明来源或不准确的信息。

因此，专科医生应该是健康问题的首要咨询对象，如果有健康问题或疑虑，目前依旧是建议寻求专科医生的帮助。网络资源可以作为辅助参考，但不应替代专业医疗建议。

# 第二章

## 前列腺检查

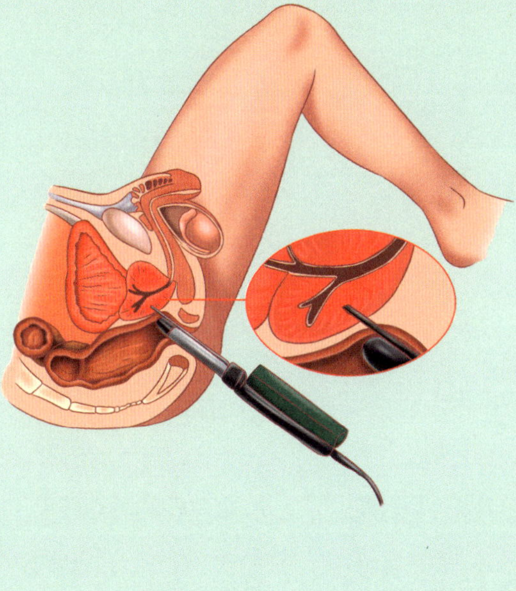

## 11. 什么是尿常规

尿常规是一种常见的临床检查，用于评估尿液的健康状况。这项检查可以检测尿液中的各种成分，如蛋白质、葡萄糖、红细胞、白细胞等。尿常规也可以检测一些疾病的迹象，如泌尿系统感染、肾功能异常等。这是一种简单而有用的检查，常常被医生用来帮助诊断疾病或监测治疗效果。通过对尿常规各项指标的解读，可以初步了解泌尿系统的健康状况。如有异常，建议咨询医生进行进一步检查和诊断（表 1）。

表 1　尿常规及临床意义

| 项目 | 正常值 | 异常情况及可能原因 |
|---|---|---|
| 颜色 | 淡黄色至深黄色 | 红色（血尿）、褐色（胆红素尿）、乳白色（脓尿） |
| 透明度 | 清澈 | 浑浊（感染、结石、尿酸结晶） |
| 比重 | 1.005 ～ 1.030 | 比重低（肾浓缩功能障碍）、比重高（脱水、糖尿病） |
| pH | 4.5 ～ 8.0 | pH 低（酸性尿）、pH 高（碱性尿） |
| 蛋白质 | 阴性或微量 | 阳性（肾小球肾炎、肾病综合征） |
| 葡萄糖 | 阴性 | 阳性（糖尿病） |
| 酮体 | 阴性 | 阳性（糖尿病酮症酸中毒、饥饿） |
| 胆红素 | 阴性 | 阳性（肝病、胆道阻塞） |
| 尿胆原 | 0.1 ～ 1.0Ehrlich 单位 | 增高（溶血性贫血、肝病）、降低（胆道阻塞） |
| 红细胞 | 0 ～ 3 个 / 高倍视野 | 增多（泌尿系统感染、结石、肿瘤） |
| 白细胞 | 0 ～ 5 个 / 高倍视野 | 增多（尿路感染、肾炎） |
| 细菌 | 阴性 | 阳性（尿路感染） |
| 上皮细胞 | 少量 | 增多（肾病、泌尿系统感染） |
| 管型 | 少量透明管型 | 颗粒管型、红细胞管型、白细胞管型等 |

## 12. 为什么需要补充尿培养+药敏检查

补充尿培养和药敏检查对于治疗尿路感染和预防复发至关重要。

首先尿培养结果可以协助确诊感染类型。尿路感染可能由多种细菌引起，包括大肠埃希菌等常见细菌，以及其他罕见的致病菌。部分泌尿系感染，常规经验性抗生素治疗效果欠佳，通过进行尿培养，可以确定感染的确切细菌类型，从而更准确地指导治疗选择。

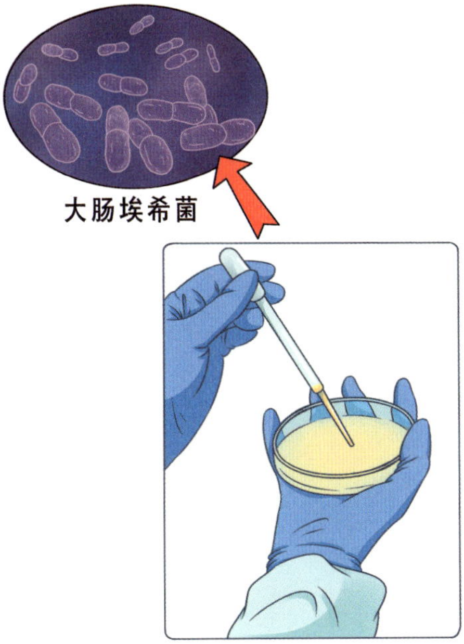


同时，药敏结果可以指导抗生素治疗。药敏检查可以确定感染细菌对不同抗生素的敏感性。这对于选择最有效的抗生素治疗方案至关重要。根据药敏结果，医生可以针对感染的特定细菌选择合适的抗生素，以提高治疗成功率，有效地清除细菌，减少复发的可能性。通过个体化的抗生素治疗，可以避免不必要的抗生素使用和抗生素滥用，这有助于减少抗生素耐药的发展，并确保抗生素的有效性。

因此，补充尿培养和药敏检查可以提供关键信息，指导尿路感染的治疗，并有助于预防复发和控制抗生素耐药的发展，对于尿路感染的管理至关重要。

尿培养对于标本要求较高。采尿应用无菌容器取清洁中段尿培养，防止分泌物污染标本、消毒剂混入尿液，如操作不规范即有可能影响结果。尿收集后放置时间不宜超过1小时，否则大量细菌繁殖，易出现假阳性。尿培养前已用抗生素、饮水过多均会导致尿培养结果不准确。另外，有时单次尿培养结果为阴性，需重复留取尿培养以提高阳检出性率。

## 13. 什么是泌尿系超声

泌尿系超声是一种医学检查方法，用于评估泌尿系统的结构和功能。泌尿系统包括肾脏、输尿管、膀胱、前列腺和尿道。在泌尿系超声检查中，医生会使用超声波技术来产生图像，以观察这些器官的形态、大小、位置和功能，并检测是否异常。泌尿系超声可以用于诊断和评估许多泌尿系统疾病。泌尿系超声是一种无创的检查方法，通常不需要使用放射线或注射造影剂，是一种安全、有效且非常有用的诊断工具，可以在临床实践中广泛应用。

## 14. 泌尿系超声能发现哪些问题

（1）肾脏结石：结石在超声表现为强回声，后方伴声影。超声可以初步帮助医生检测肾脏内是否存在结石，并评估结石的大小和位置，有无梗阻、积水等表现。

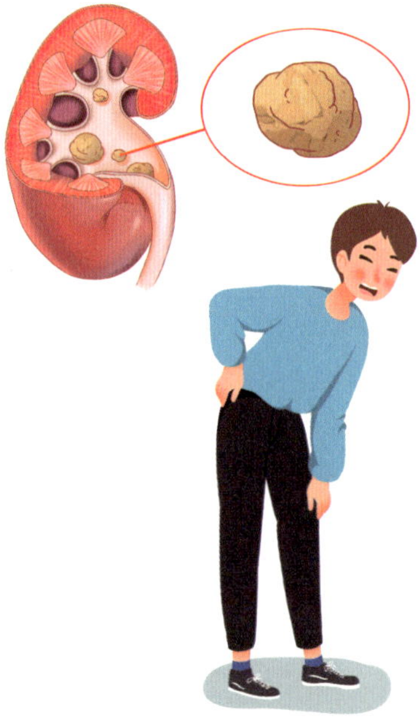

（2）肾脏病变：超声可以发现肾脏的不同类型占位性病变，囊肿表现为无回声，错构瘤表现为中高回声，肾癌多表现为低回声。同时超声还可评估肾皮质厚度及肾脏大小，协助评估肾功能。

（3）膀胱病变：泌尿系超声可以检查膀胱内有无结石、肿物、炎症或其他异常，以及评估膀胱的大小和形态。

（4）输尿管阻塞：超声波可以检查输尿管内是否存在阻塞，如输尿管结石或肿物。但有时会受到腹部脏器的影响导致显示欠清。

（5）前列腺异常：在男性患者中，泌尿系超声可以用于评估前列腺的大小和形态，并检查是否存在结节、钙化、囊肿或其他异常。

## 15．为什么要超声测定残余尿

残余尿量是指尽量排尽尿液以后残留在膀胱内的尿液量，正常应少于 10ml，当多于 50ml 时，可提示存在病理性可能。目前测定残余尿量的方法有很多，如 B 超测定、导尿法和膀胱镜法。其中 B 超测定法无创伤，临床上最为常用，尽管其为估算、不够精确，但其不引起尿路感染，便于反复测定残余尿量。

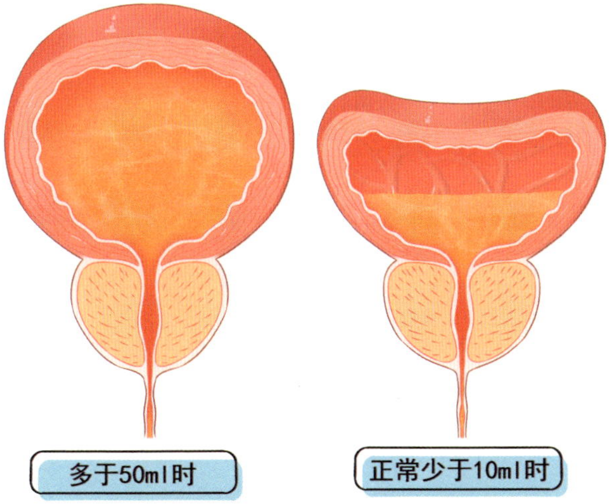

在前列腺疾病当中，残余尿量是评估前列腺增生症状的重要指标。随着前列腺增大，会逐渐压迫尿道并阻碍尿液流动，出现尿路梗阻，排尿时膀胱不能完全排空，尿液在膀胱中停滞，导致泌尿道感染和膀胱结石，而长期的梗阻可以损害膀胱功能并最终导致肾脏功能损坏。当尿液从膀胱流出可能被完全阻塞，即出现尿潴留，此时超声测定残余尿量可以发现膀胱内大量尿液无法排出，需紧急留置导尿管协助排尿。

另外，残余尿量也用于治疗后的监测。前列腺增生患者经过治疗后症状好转，再次做残余尿测定，如较前减轻，说明梗阻是可逆的，可选择非手术方法治疗；如果残余尿量仍较多，则提示保守治疗效果欠佳，可能需行手术进行缓解。

## 16. 什么是CTU

CTU是计算机断层扫描尿路成像（computed tomography urography）的缩写。CTU结合了计算机断层扫描（CT）和泌尿系造影（urography）的技术，用于对泌尿系统进行高分辨率的成像。在CTU检查中，患者首先会接受静脉注射造影剂，以增强CT图像的对比度，然后通过CT扫描仪进行成像。这种检查可以提供泌尿系统的详细结构图像，包括肾脏、输尿管、膀胱和尿道。

## 17. CTU能发现哪些问题

（1）肾脏结石：CTU可以帮助医生准确定位和评估肾脏内的结石，同时评估结石有无导致梗阻。

（2）泌尿系肿瘤：CTU可以检测肾脏、输尿管、膀胱等处的肿物，并评估其性质和范围。在CTU所能扫描到的范围，同时能够评估恶性肿瘤的淋巴结及其他部位的远处转移情况。

（3）输尿管阻塞：CTU可以检测到肾盂和输尿管积水，并评估其严重程度，发现输尿管内的阻塞或狭窄部位，并确定其原因。

（4）膀胱病变：CTU 可以检测膀胱内的占位、结石或其他异常。

（5）泌尿系损伤：CTU 可以帮助评估泌尿系统的外伤性损伤，当发现排泄期或泌尿系统重建图像中出现造影剂外溢，则提示泌尿系统的完整性被破坏，证实泌尿系损伤的存在。

（6）泌尿系统先天性异常：通过 CTU 的泌尿系统重建影像，可以清楚地显示泌尿系统先天畸形，如输尿管重复、肾盂输尿管连接部狭窄等。

## 18. 什么是 MRU

MRU 是磁共振尿路造影（magnetic resonance urography）的缩写。MRU 是一种利用磁共振成像技术对泌尿系统进行成像和评估的检查方法。类似于 CTU，通过 MRU 可以清晰地显示肾脏、输尿管和膀胱等泌尿系统的解剖结构，帮助医生诊断和评估泌尿系统的疾病，包括肾结石、输尿管结石、肿瘤所致的泌尿系梗阻，肾、输尿管、膀胱的先天性变异，以及盆腔内肿瘤的局部侵犯等。

MRU 是一种非侵入性的检查方法，通过磁共振成像技术可以获得高分辨率、立体感强的泌尿系统图像，有助于医生准确诊断和制定治疗方案。在进行 MRU 检查时，患者需要躺在磁共振扫描仪中，不需要接受任何放射线照射，且该检查适用于各年龄段的患者。

## 19. 是不是 MRI 比 CT 更准确

MRI 和 CT 都可以用于诊断前列腺疾病，但它们各自有不同的优势和适用情况。MRI 在诊断前列腺疾病方面通常比 CT 更准确，因为 MRI 能够提供更为详细和清晰的图像，可以更好地显示前列腺组织的结构和异常情况，如肿瘤、炎症、囊肿等。MRI 还可以提供多种成像序列，如 T1 加权成像、T2 加权成像、DWI（弥散加权成像）和动态增强成像，可以更全面地评估前列腺组织的特征和血流灌注情况。

相比之下，CT 在诊断前列腺疾病时通常用于评估淋巴结转移、骨转移和前列腺周围的结构，如骨骼、膀胱、直肠等。CT 对于评估骨质病变和骨转移有一定优势，而且通常比 MRI 更快速和便捷。

因此，根据患者的具体情况和疾病诊断需求，医生可能会选择使用 MRI、CT 或两者结合的方式来进行前列腺疾病的诊断和评估。

## 20. 什么是 PSA ？ PSA 升高都是前列腺癌吗

前列腺特异性抗原（prostate specific antigen，PSA）是一种由前列腺细胞产生的蛋白质，通常存在于前列腺液和血液中。PSA 水平的升高可能是前列腺癌的一个指标，但也可能与其他前列腺相关疾病或生理情况有关。

不是所有 PSA 升高都是由前列腺癌引起的。除了前列腺癌外，PSA 升高可能还与以下情况有关。

（1）前列腺增生（前列腺增生症）：前列腺增生是一种非癌性疾病，会导致前列腺组织增生和前列腺体积增大，从而造成 PSA 水平升高。

（2）前列腺炎症：前列腺炎症是前列腺组织的感染或炎症，也会导致 PSA 水平升高。

（3）前列腺刺激：前列腺按摩、射精、前列腺活检等操作会导致前列腺细胞受刺激，释放 PSA，使得 PSA 水平暂时升高。

（4）年龄因素：随着年龄的增长，前列腺组织会自然增生，导致 PSA 水平逐渐升高。

因此，单独依据 PSA 升高并不能确定是否患有前列腺癌，需要结合其他检查结果（如前列腺 B 超、MRI、前列腺液检查等）来综合评估。如果 PSA 升高，建议及时就医，由医生根据综合情况进行诊断和治疗。

## 21．PSMA-PET 是什么

PSMA-PET 是前列腺特异性膜抗原（prostate-specific membrane antigen，PSMA）正电子发射断层扫描（positron emission tomography，PET）的缩写。它是一种核医学成像技术，用于诊断和评估前列腺癌及其转移情况。

PSMA 是一种在前列腺细胞表面过度表达的蛋白质，通常与前列腺癌细胞相关。PSMA-PET 利用通过患者静脉注射的 PSMA 标记剂与 PSMA 结合，然后使用 PET 扫描来检测这些标记剂的分布，从而产生关于前列腺癌存在和转移情况的图像。

PSMA-PET 具有很高的灵敏度和特异度，能够检测到前列腺癌的非常小的病灶，甚至是转移病灶。它在评估前列腺癌患者的疾病分级、分期、治疗方案选择及治疗后的随访中具有重要作用。

此外，PSMA-PET 还可用于评估 PSMA 阳性的其他类型的癌症，如前列腺癌以外的某些恶性肿瘤。因此，PSMA-PET 已成为前列腺癌诊断和治疗管理中的重要工具之一，对于指导治疗策略和评估治疗效果具有重要意义。

## 22．为什么要做前列腺动态增强磁共振检查

前列腺动态增强磁共振成像（dynamic contrast enhancement magnetic resonance imaging，DCE-MRI）是一种高级的 MRI 技术，可以提供更为详细和准确的前列腺图像，用于评估前列腺癌的位置、范围、浸润深度和周围组织的受累情况。前列腺动态增强磁共振主要用于以下情况。

（1）早期诊断：DCE-MRI 可以帮助医生早期发现前列腺癌，尤其是那些在其他检查中无法明确诊断的病例。它可以检测到前列腺癌的微小病灶和局部扩散，有助于早期治疗和提高治疗成功率。

（2）定位和定量评估：DCE-MRI 可以准确地定位前列腺癌的位置，评估

肿瘤的大小、形态和浸润程度，帮助医生确定最佳的治疗方案。此外，DCE-MRI 还可以提供定量的血流动力学参数，如灌注量、灌注速度等，有助于评估肿瘤的血液供应情况。

（3）评估治疗效果：DCE-MRI 可以用于监测前列腺癌治疗后的疗效，评估肿瘤的缩小程度和治疗效果，指导后续治疗方案的调整。

（4）术前评估：对于需要进行前列腺手术或放疗的患者，DCE-MRI 可以帮助医生评估肿瘤的精确位置和周围组织的受累情况，指导手术方案的制定和治疗的精准性。

综上所述，前列腺动态增强磁共振成像是一种非侵入性、高度敏感和准确性较高的检查方法，对于前列腺癌的诊断、治疗和随访具有重要的临床意义。

## 23．前列腺穿刺活检有风险吗？为什么要做

前列腺穿刺活检是一种确诊前列腺癌的重要检查方法，但它是一种有创伤性的操作，因此存在一定的风险。风险主要包括出血、感染、直肠或膀胱损伤、穿刺失败等。其中，出血是最常见的并发症，发生率较高，但通常可以通过止血药物、输血等方法控制。感染也是一种常见的并发症，因此在进行前列腺穿刺活检前，需要进行充分的术前准备，包括使用抗生素预防感染等。

进行前列腺穿刺活检的原因主要有以下几点。

（1）确诊前列腺癌：前列腺穿刺活检是确诊前列腺癌的金标准。通过穿刺活检，可以获取前列腺组织的病理学信息，从而确定是否存在前列腺癌。

（2）判断疾病严重程度：前列腺穿刺活检可以判断前列腺癌的严重程度，包括肿瘤的大小、侵犯范围、分化程度等，为制定治疗方案提供依据。

（3）指导治疗：根据前列腺穿刺活检的结果，医生可以制定更加有针对性的治疗方案，如手术、放疗、化疗等。

需要注意的是，前列腺穿刺活检是一种有创伤性的操作，需要在医生的指导下进行，同时患者也需要充分了解穿刺手术的风险和注意事项，做好术前准

备和术后护理。此外，前列腺穿刺活检并不是每个前列腺癌患者都需要进行，需要根据患者的具体情况和医生的建议来决定。

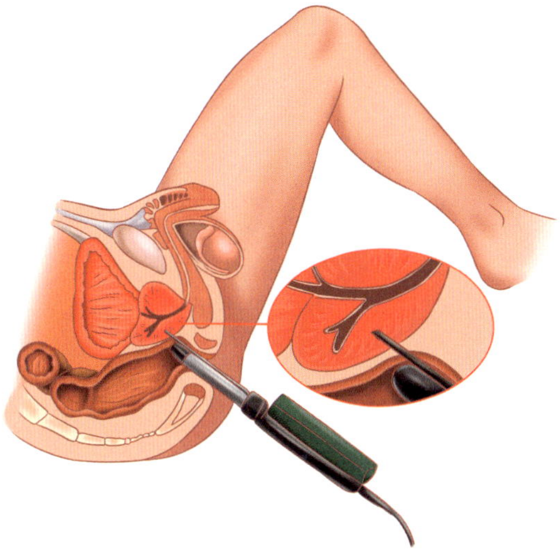

## 24. 前列腺液检查都查什么

前列腺液检查，也称为前列腺按摩液检查，是一种通过前列腺按摩来获取前列腺液样本进行检查的方法，用于评估前列腺的健康状况和诊断前列腺相关疾病。在前列腺液检查中，医生会通过直肠按摩的方式刺激前列腺，使前列腺液排出，然后收集样本进行实验室检查。

前列腺液检查通常会检查以下内容。

（1）前列腺液的外观：颜色、透明度等。

（2）前列腺液的 pH：酸碱度。

（3）前列腺液的细胞计数：白细胞、红细胞等。

（4）前列腺液的蛋白质含量。

（5）前列腺液的炎症标志物：如前列腺特异性抗原（PSA）等。

（6）细菌培养：检测是否存在细菌感染。

（7）病理学检查：检查前列腺细胞的形态和结构。

通过前列腺液检查，医生可以评估前列腺的炎症程度、感染情况、前列腺癌的可能性及其他前列腺相关疾病的情况。根据检查结果，医生可以制定相应的治疗方案和建议。

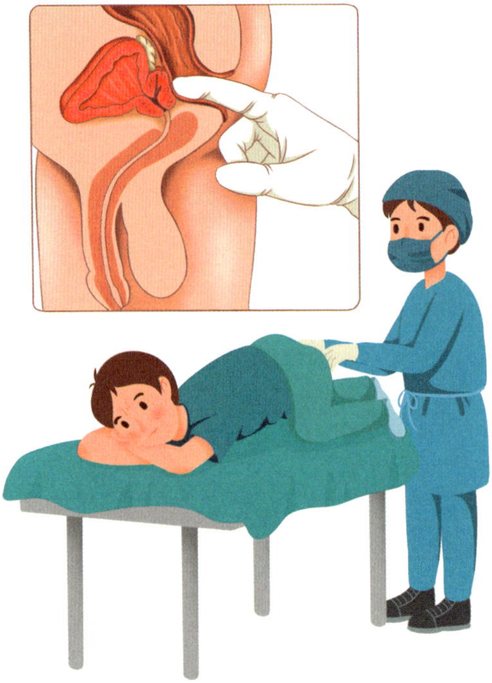

# 第三章

## 前列腺增生

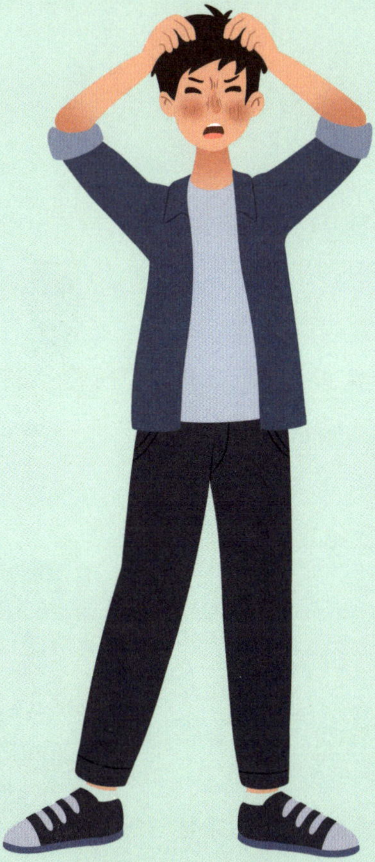

前列腺增生是中老年男性最为常见的疾病之一，几乎是每一位男性一生的必修课。在既往的认知中，前列腺增生一般只会发生于50岁以上的男性，且随着年龄的增长，前列腺增生的程度越来越重，症状也会越来越明显。但是通过近年的临床观察及研究报道，前列腺增生发生的年龄有年轻化趋势，很大一部分男性40岁以后即开始表现出前列腺增生症状，甚至极少数30岁左右的男性体检检查结果提示前列腺增生。对于前列腺增生疾病的认识已经从专业化逐渐走向大众化，这也似乎成为每一位男性的必经之路。

# 一、关于基础知识

## 25．前列腺增生主要有哪些症状

前列腺增生的症状很具有代表性，绝大多数中老年患者是因为出现了临床症状到门诊就诊的，年轻患者多是体验偶然发现就诊。前列腺增生主要可以表现出以下症状：①尿频；②尿急；③尿痛；④夜尿增多；⑤排尿困难；⑥尿潴留；⑦尿失禁；⑧肾积水；⑨膀胱结石；⑩血尿。

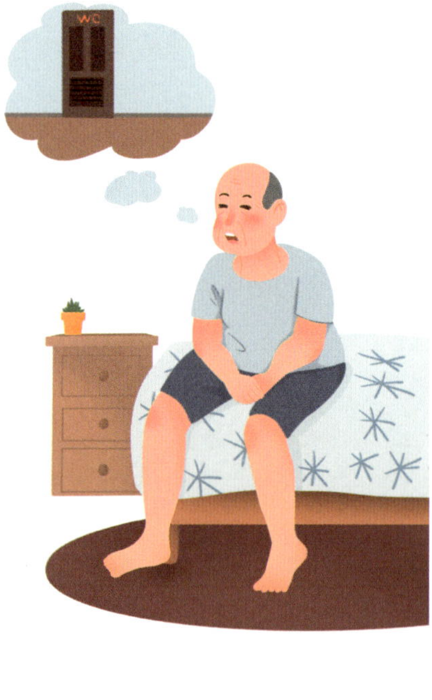


## 26．如何知道自己可能得了前列腺增生

前列腺增生的首要症状即为排尿症

状。对于 50 岁以上的男性，出现尿频、尿急、尿痛、排尿困难、尿潴留、夜尿增多、膀胱结石或血尿症状，均要首先考虑前列腺增生可能性。需要注意的是，上述症状还要排除糖尿病等基础疾病或外伤、药物等因素。

## 27．什么是尿频

尿频，顾名思义指排尿次数增多，通常情况下正常成人日间排尿次数为 4 ～ 6 次，夜间排尿次数为 0 ～ 1 次，每次尿量为 200 ～ 300ml。排尿超过正常次数且与饮水量的增加或减少无明显关系，即可认定为尿频。当然，引起尿频的原因可以有很多，男性患者判断尿频症状是否与前列腺增生有关，首先要排除心理、神经系统疾病、饮水量及其他泌尿系统疾病等多种因素引起的可能性。

## 28．什么是尿急

尿急，指突然出现排尿感觉，且排尿欲望冲动无法自我控制，即俗话所说的有尿意的时候憋不住尿。较严重患者甚至会出现尿失禁，严重影响生活质量。

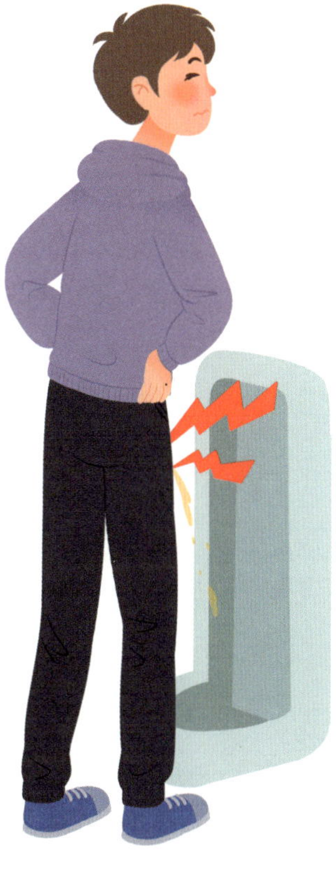

## 29．什么是尿痛

尿痛，指排尿时尿道有灼烧感，有时可放射至下腹部。因为排尿困难，患者排尿时会出现不自觉用力的情况。此时患者腹部压力增大，这就进一步导致了患者排尿时感觉到疼痛。这一症状多在排尿开始时明显。

## 30. 什么是夜尿增多

夜尿增多是前列腺增生典型的症状。正常情况下，男性每晚熟睡后起夜次数应该为 0 ～ 1 次，这个范围都算比较正常的频率。轻度夜尿增多患者每晚起夜排尿 3 ～ 4 次，严重者甚至可以达到 8 ～ 9 次，极度影响患者的睡眠质量。这也成了很多老年患者就诊的重要原因。

## 31. 什么是排尿困难

排尿困难，指患者排尿不通畅。主要可表现为排尿费力、排尿延迟、尿线变细、射程短或尿线滴沥不成线等，较严重的患者还会出现间断排尿，即排尿时中断，需要等待或继续用力才能继续。有的患者排尿时甚至会出现需要用手用力按压下腹部辅助排尿的情况。

## 32. 什么是尿潴留

当前列腺增生达到一定程度，或患者发热、受凉后会突然出现急性尿潴留的情况，即尿液无法排出，患者多有明显痛苦憋胀感，较瘦患者甚至可以看到下腹部明显鼓起。若患者长期排尿困难可能发展成为慢性尿潴留或间断频发的尿潴留，严重者会导致双肾积水，甚至造成肾功能损伤。

## 33. 什么是肾积水

肾积水，即因尿液无法正常排出导致尿液淤积在肾脏。轻度肾积水患者可无明显症状，中重度积水患者可表现为患侧腰部胀痛。无症状患者多为影像学检查发现，检查结果多提示患侧肾盂增宽或集合系统分离。轻度肾积水一般不会造成肾功能损伤，重度肾积水可能会造成肾功能损伤，甚至肾衰竭。

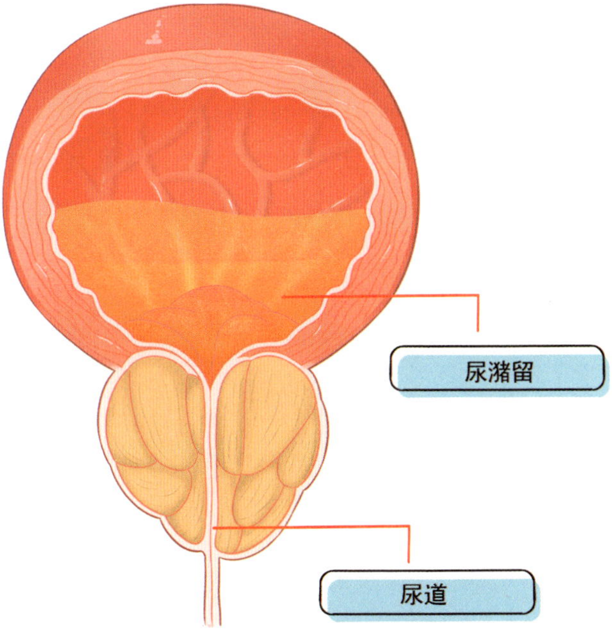


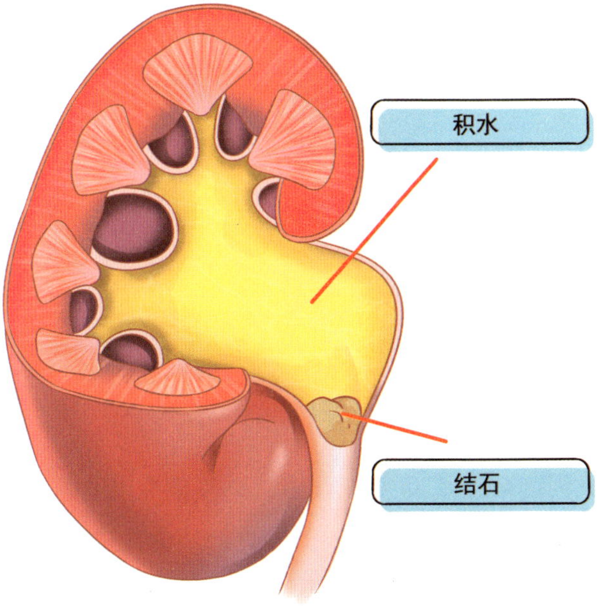

## 34．什么是膀胱结石

膀胱结石，即生成于膀胱内的结石，形成原因多因为前列腺腺增生导致尿液排出不畅，可以为单个结石或多个结石，结石形状多为规则“鹅卵石”形状，表面光滑。患者大多无明显尿血症状，主要表现为间断排尿，即排尿过程中突然无尿液流出，改变身体位置后尿液可再次排出。

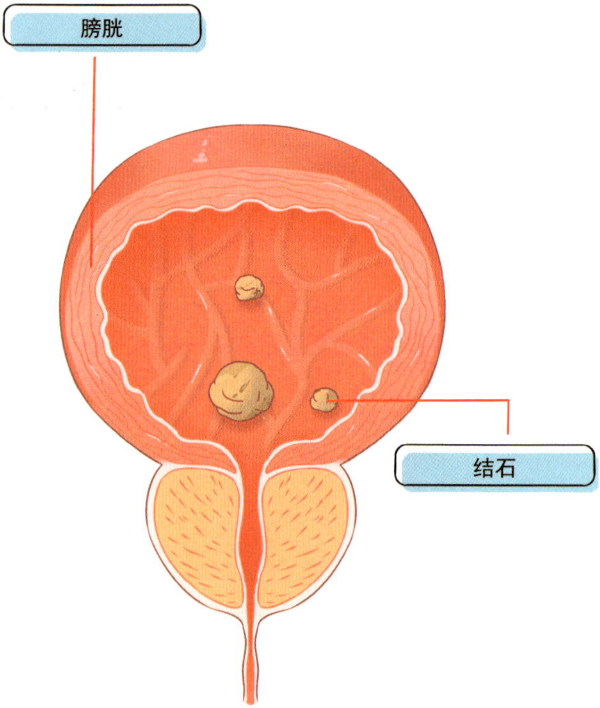


## 35．什么是血尿

血尿可以分为肉眼血尿和镜下血尿。肉眼血尿，指肉眼可观察到尿液变成红色或粉红色。镜下血尿，指尿常规化验结果提示尿潜血（BLD）阳性，即一个“+”或更多“+”。

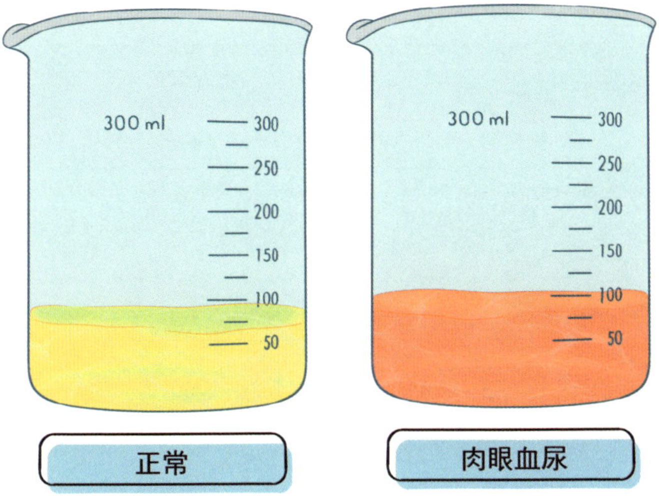


## 36. 如何自己判断前列腺增生是否严重

当出现前列腺增生症状时，患者评价前列腺增生的严重程度通常都是很主观的。那么如何客观评价前列腺增生的严重程度呢？

对于前列腺增生症状严重程度客观评估，国际上通用评分表为IPSS评分表，该评分表主要体现了前列腺增生症状的严重程度，具体评分见表2。

表2 国际前列腺症状（IPSS）评分表

| 最近一个月内，您是否有以下症状 | 无 | 在五次中 | | | | | 症状评分 |
|---|---|---|---|---|---|---|---|
| | | 少于一次 | 少于半数 | 大约半数 | 多于半数 | 几乎每次 | |
| 1．是否经常有尿不尽感 | 0 | 1 | 2 | 3 | 4 | 5 | |
| 2．两次排尿间隔是否经常小于两小时 | 0 | 1 | 2 | 3 | 4 | 5 | |
| 3．是否曾经有间断性排尿 | 0 | 1 | 2 | 3 | 4 | 5 | |

续表

| 最近一个月内，您是否有以下症状 | 无 | 在五次中 | | | | | 症状评分 |
|---|---|---|---|---|---|---|---|
| | | 少于一次 | 少于半数 | 大约半数 | 多于半数 | 几乎每次 | |
| 4. 是否有排尿不能等待现象 | 0 | 1 | 2 | 3 | 4 | 5 | |
| 5. 是否有尿线变细现象 | 0 | 1 | 2 | 3 | 4 | 5 | |
| 6. 是否需要用力才能开始排尿 | 0 | 1 | 2 | 3 | 4 | 5 | |
| 7. 入睡到起床需要起来排尿几次 | 没有 | 一次 | 两次 | 三次 | 四次 | 五次 | |
| | 0 | 1 | 2 | 3 | 4 | 5 | |
| 症状总评分 = | | | | | | | |

注：根据以上条目进行打分后，将分数相加，最终的总分数即为患者获得的分数。前列腺增生的严重程度按照患者获得的分数划分：0 ～ 7 分为轻度，8 ～ 19 分为中度，20 ～ 35 分为重度。

此评分表可以很客观地反映前列腺增生的严重程度，方便患者朋友在就诊前进行自我评估，或在就诊时为医生提供更客观的诊断依据。

## 37. 前列腺增生对生活质量的影响有多大

前列腺增生的症状会严重影响患者的生活质量，以往对前列腺增生患者生活质量影响的评估是相对比较主观的。部分临床医生会应用生活质量指数（QOL）评分表更直观评估患者因前列腺增生造成的生活质量的下降情况。具体评分见表 3。

表 3 生活质量指数（QOL）评分表

| | 很满意 | 满意 | 大致满意 | 一般 | 不太满意 | 困扰 | 很糟糕 |
|---|---|---|---|---|---|---|---|
| 如有目前排尿症状会陪伴您终身，您认为如何 | 0 | 1 | 2 | 3 | 4 | 5 | 6 |
| 生活质量评分（QOL）= | | | | | | | |

综上，当中老年男性出现如上症状或已经诊断前列腺增生时，或对生活质量存在严重影响的患者，应当及时到门诊就诊，应用药物治疗或听取医生的建议延缓疾病的进一步加重。更重要的是，广大患者不要盲目随意自行对号入座，应注意与前列腺癌、神经源性膀胱或膀胱颈痉挛等疾病进一步鉴别，避免误诊、漏诊或延误治疗给患者带来严重后果。

# 二、关于生活常识

## 38．大量饮水对前列腺有影响吗

水是生命之源，是我们身体代谢过程所需的必需品。因此，多饮水可以更好地促进我们身体的代谢，将身体产生的毒素通过排尿、出汗等方式排出去。保证每日充足的饮水量对于前列腺的健康有一定的好处。

## 39．前列腺增生患者能喝咖啡或茶吗

咖啡或茶已经成了当代人生活中不可或缺的一部分，我们都知道过量的浓茶或咖啡可能会引起泌尿系结石的产生，那么对于前列腺增生的患者是否可以

饮用咖啡或茶呢？答案是可以的。适当的饮茶或咖啡可以加速我们的新陈代谢，有利于尿液的排出。不过需要注意的是不要过量饮用咖啡或茶，这不仅可能会引起泌尿系结石，还可能会导致尿频、夜尿增多等泌尿系统症状。

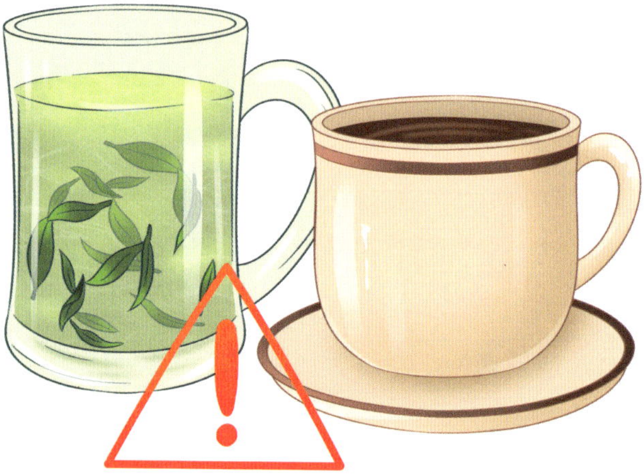

## 42．前列腺增生患者不可以频繁地久坐，为什么

由于现代生活节奏较快，工作压力较大原因，年轻男性生活作息不规律，对于自身健康不够重视，导致前列腺增生疾病越来越年轻化。在年轻的前列腺增生患者中，大部分都有频繁久坐的经历，这是为什么呢？因为人在坐位的时候前列腺区的承重较大，长时间的压迫会使前列腺局部的血流变慢，久而久之加速了前列腺增生的进程。同理，对于男性骑行爱好者们来说，前列腺增生也是一个需要注意的问题。

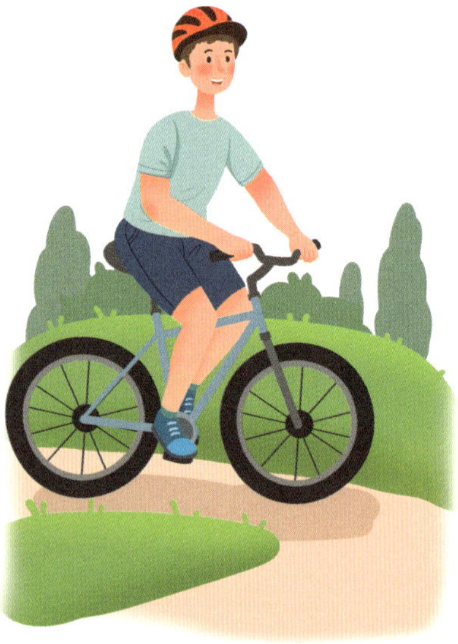

因此，对于男性朋友们，我们还是建议不要长期频繁久坐，当坐位时间超过 1 小时可以站起活动一下，缓解前列腺区的压力，有助于延缓前列腺增生的进程。

## 41. 前列腺增生患者可以吃辣椒吗

对于前列腺增生患者，所有对于前列腺有刺激的影响因素都应该是我们平时生活中需要尽量避免的。辛辣刺激的食物，包括饮酒都是我们应该尽量避免进食或饮用的，偶尔的进食辛辣刺激食物或饮酒不会有太大的伤害，但是长期的积累很可能会使前列腺增生程度加重。

## 42. 出现急性尿潴留了怎么办

针对急性尿潴留最直接有效的办法是行尿管导尿处理，前列腺体积较大或无法置入尿管的患者可以考虑行膀胱穿刺造瘘术。因此，当患者出现无法排尿的情况时，建议尽早至急诊就诊，让医生做出准确判断并及时处理，避免长时间憋尿造成膀胱损伤甚至肾损伤。

## 43. 只有老年男性才会有前列腺增生的烦恼吗

传统印象中，前列腺增生是一种老年男性疾病，甚至在很多人的认知中前列腺增生和其他普通疾病一样——“获得只是一种偶然，而现实总是事与愿违”。

前列腺作为男性独有的器官，与男性生殖、内分泌及排尿功能密切相关。从形态上说，前列腺的体积会随着年龄的增长而逐渐增大，即前列腺增生发生的概率会随着年龄的增长而增加，或者说前列腺增生是男性衰老的必然结果。

因此，作为男性同胞，不要抱有侥幸心理，前列腺增生是每一位男性必须面对的良性疾病，我们要积极勇敢面对这个疾病。理论上来说，前列腺增生通常发生在 40 岁以后，60 岁以上的男性前列腺增生的发生率能达到一半以上，80 岁以上的可以达 80% 以上。

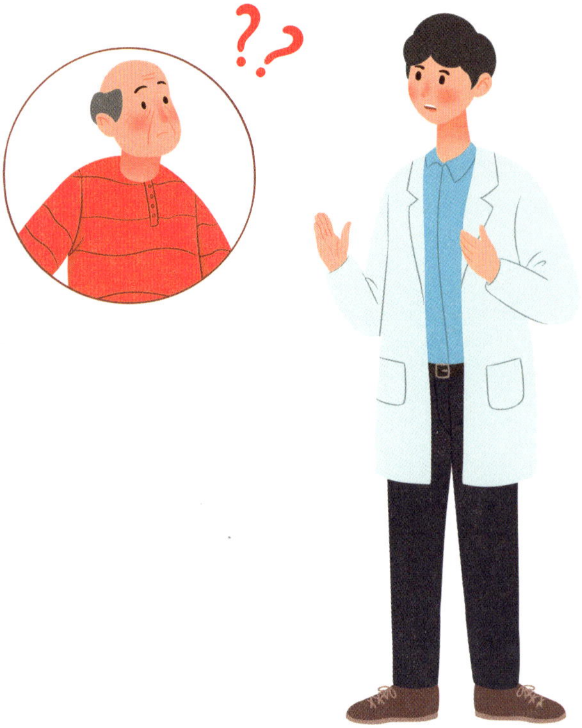

## 44. 年轻人也会得前列腺增生吗

在临床工作中，我们发现患有前列腺增生的患者呈现年轻化趋势。年轻患者通常没有临床症状，个别患者可能伴有前列腺炎症状。这些患者大多是体检时发现异常，极个别患者的尿常规还会提示尿潜血阳性。这种现象引起了很多年轻男性的恐惧和怀疑，自己还没有到中年，怎么就前列腺增生了呢？

其实我们身体的每一个器官就像是一台机器的零部件一样，开始的时候用起来非常顺滑，也不会有大的故障或问题，随着使用年限的增加或零部件磨损，就会出现这样那样的问题。前列腺是男性身体内与内分泌、生殖及排尿功能密切相关的特有器官，可谓“身兼数职”，极其重要，甚至被人称为男性之“本”。随着现代社会的压力增大、生活节奏加快，很多男性疾病的发生时间有所提前，近年来通过我们的临床观察发现，很多年轻男性在体检时均发现了前列腺增生。年轻男性发生前列腺增生通常与作息不规律、久坐、吸烟、饮酒或过度手淫有关，但是年轻男性发生前列腺增生时通常没有任何症状，均为检查时偶然发现。短期内戒掉这些坏习惯或形成良好的生活规律可以帮助减缓或改善前列腺增生的情况。

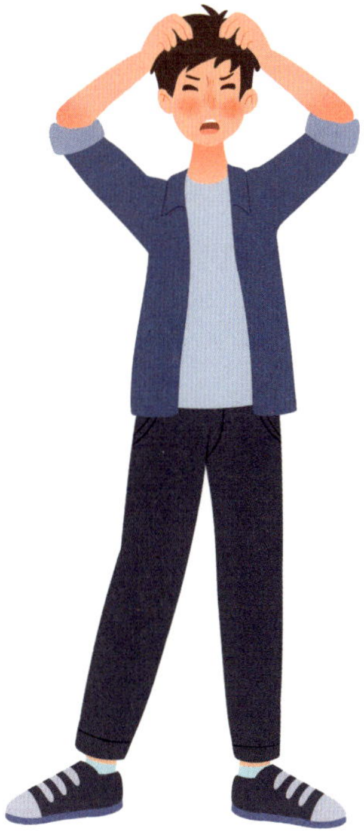

因此，年轻男性不能忽视前列腺对于自身的影响，不能因为年轻而提前透支自己的身体，当前列腺检查结果提示前列腺增生时要及时到医院门诊就诊，按照医生的方案接受正规的治疗或防治。

## 45. 前列腺增生患者生活方面需要注意哪些

生活方面，不仅患者本人要对前列腺增生重视，患者的家属更要对患者的生活充满关心和帮助。很多老年患者对于前列腺增生的发生羞于启齿，不好意思和家人说，自己又因去医院看病麻烦，因此延误了治疗的最佳时机。药物治疗通常被认为是前列腺增生的首选治疗方案，也能被广大的患者所接受。需要注意的是，老年患者通常合并很多其他的疾病，如高血压、糖尿病等，需要同时应用很多药物，在应用治疗前列腺增生药物的同时，要注意和医生询问合并用药的情况，要明确药物之间是不是可以同时使用。一些精神类药物或平喘类药物在应用时可能会引起排尿困难症状，评估的时候要注意是否可以更换相关药物来改善排尿困难的症状。

# 三、关于药物治疗

## 46. 治疗前列腺增生的药物有哪些

对于老年男性前列腺增生患者或排尿困难症状较重或从未应用过药物正规治疗的患者，我们首选药物治疗。药物治疗的目的是在相对较小的副作用下减轻患者的临床症状，同时提升患者的生活质量。治疗前列腺增生的药物通常分为以下几类：5α- 还原酶抑制剂、α 受体阻滞剂、M 受体拮抗剂和 $\beta_3$ 受体激动剂。

通常情况下，对于前列腺体积较大的老年患者，我们多采用联合用药的方式进行治疗。研究和临床实践表明，联合用药的效果比单一用药效果更好。但联合用药的同时，也要注意联合用药所造成的总的不良反应，即不良反应的叠加引起的多种临床症状。建议广大患者朋友及时就医遵照医嘱用药。

## 47. 5α- 还原酶抑制剂是什么

5α- 还原酶抑制剂是通过抑制体内睾酮向双氢睾酮转化，从而降低了前列腺内双氢睾酮含量，缩小了前列腺体积。通俗来说，就是应用了 5α- 还原酶抑制剂后，可以达到缩小前列腺体积的目的。常用的 5α- 还原酶抑制剂药物有非那雄胺和依立雄胺等。非那雄胺理论上可以使前列腺体积缩小 1/5 ～ 1/3。

## 48. 应用 5α- 还原酶抑制剂需要注意什么

长期应用非那雄胺或依立雄胺会有一定的副作用，常见的副作用包括性功能障碍（勃起困难）、性欲下降及射精异常等。因此对于年轻的男性患者或对性功能要求较高的患者，要慎重应用非那雄胺药物或严格控制应用时间。非那雄胺或依立雄胺起效时间较长，通常要应用 3 ～ 6 个月才有明显效果。需要注意的是，非那雄胺或依立雄胺的应用还会影响对前列腺癌患者的筛查或诊断，因此，前列腺癌鉴别诊断时要注意 5α- 还原酶抑制剂类药物的影响。

## 49. α 受体阻滞剂是什么

α 受体阻滞剂是通过阻滞分布于前列腺及膀胱颈平滑肌的肾上腺素能受体，从而松弛平滑肌，减轻排出尿道梗阻的问题。通俗地讲，α 受体阻滞剂是减小排尿时阻力的药物。主要应用的药物包括酚苄明、多沙唑嗪、特拉唑嗪及坦索罗辛等。α 受体阻滞剂起效较快，多于应用药物 48 小时内即可出现明显症状改善。临床上 α 受体阻滞剂应用广泛，主要以坦索罗辛为主要代表，患者通常反馈应用后症状改善明显。

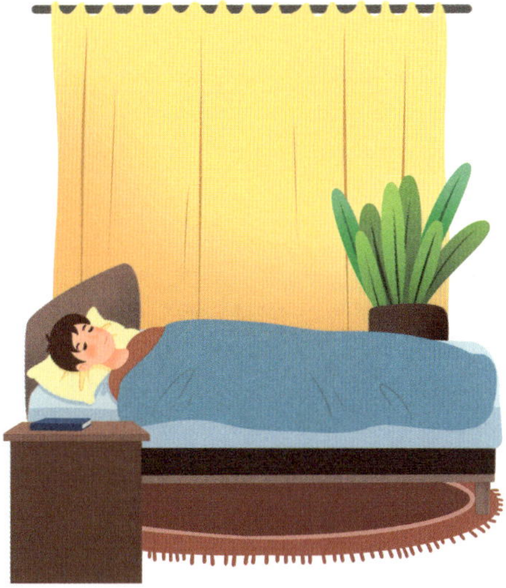

## 50. 应用 α 受体阻滞剂需要注意什么

患者应用药物后主要的不良反应包括血压降低、皮肤瘙痒、头晕、头痛、乏力或逆行射精等。因此，患者在应用药物时要监测血压情况，尤其是针对正在应用降压药物的高血压患者，联合用药可能进一步使血压降低，造成脑梗等严重心脑血管事件发生，老年患者要尤为注意。因此，我们通常建议在睡前应用药物，由于睡觉体位保持平卧，可以有效预防直立时血压降低造成的严重后果。

## 51．什么是 M 受体拮抗剂

M 受体拮抗剂是阻断膀胱逼尿肌 M 受体的兴奋性，进而降低膀胱的敏感度。该类型药物主要针对尿急或尿失禁的患者意义较大，主要应用药物包括托特罗定、奥昔布宁或索利那新等。

## 52．应用 M 受体拮抗剂需要注意什么

因为 M 受体拮抗剂降低了膀胱的敏感度，长期应用要注意防止出现尿潴留或排尿困难的情况，若出现该情况要及时停止应用该药物并就医，有些患者还会出现口干、头晕或视物模糊等情况。

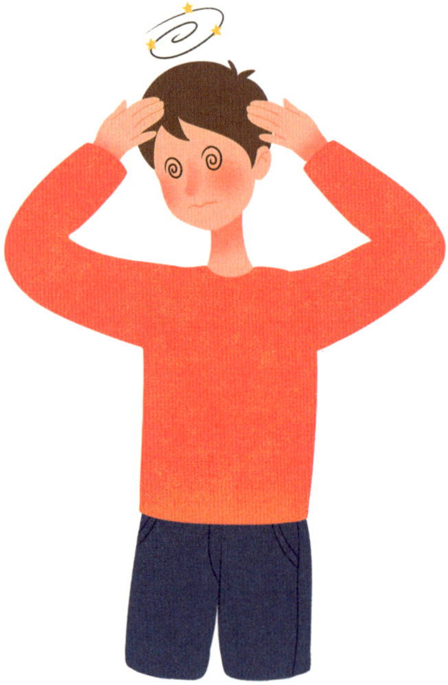

## 53．什么是 $β_3$ 受体激动剂

$β_3$ 受体激动剂是导致逼尿肌舒张，进一步增加膀胱潴留尿的能力，缓解尿频症状。主要应用的药物包括米拉贝隆等。

## 54．应用 $\beta_3$ 受体激动剂需要注意什么

对于米拉贝隆来说，最主要的不良反应是可能引起患者血压升高，对于高血压患者要慎用，应用时要严格监测血压情况，必要时停用米拉贝隆或调整降压药物。

# 四、关于手术治疗

## 55．前列腺增生手术可能存在哪些风险

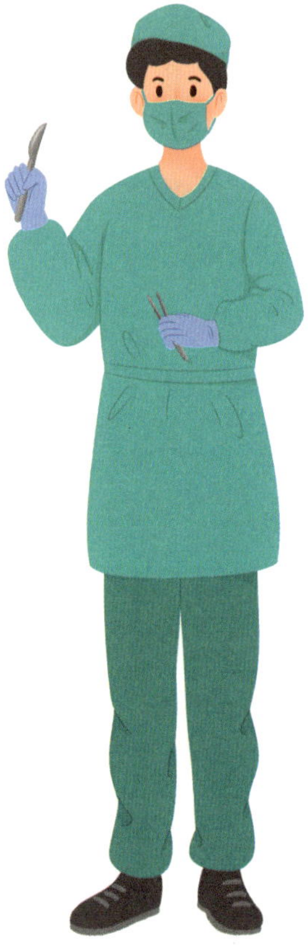

前列腺增生多发生于岁数较大的老年男性，这些患者往往合并心脑血管疾病。由于前列腺增生为全身麻醉手术，患者的大脑和心脏及全身其他系统均处于被抑制状态，在此等情况下对于患者心脑血管的条件有一定的要求，合并心脑血管疾病的患者麻醉的风险就会相对较高。例如，全身麻醉手术中，患者可能会出现血压异常波动（包括过度升高或降低）、心脑血管的异常出血(脑出血或肺出血或手术区域出血等)、心脏的异常跳动（心脏跳动过快或跳动不规律等），较严重者可能会出现心脏突然停止跳动，甚至是死亡。

## 56. 没有其他基础疾病的患者做前列腺增生手术是否就没有风险了

当患者自身没有高血压、糖尿病、脑梗等基础疾病时，做前列腺增生手术是否就安全了呢？其实，除去其他疾病对于手术的影响，前列腺增生手术本身也可能对患者造成伤害。例如，前列腺的体积过大、手术时间过长对于患者术后的早期恢复会有严重影响。前列腺增生术后并发症也有很多，有的患者可能会出现尿失禁、逆行射精、尿道狭窄或再次排尿困难等情况。

也因此，需要广大患者注意，手术不是一劳永逸解决问题的方式，换句话说，手术不仅可能解决不了所有问题，还可能带来新的问题。有很多患者因为无法忍受前列腺增生症状对生活质量的影响，在门诊就医时积极要求医生行手术治疗。我们建议广大患者在正规医院完善相关检查评估后，听取专科医生的意见，之后再做最终的决定。

## 57. 前列腺增生什么时候需要考虑行手术治疗

手术治疗是大部分前列腺增生患者的最终归宿，也是最重要的治疗手段。前列腺增生因为是良性疾病，所以其治疗秉承的是“能不做手术绝不做”的原则。那么什么时候需要考虑行手术治疗呢？

（1）具有中 - 重度临床症状的且严重影响生活质量的患者可以考虑外科手术治疗。

中 - 重度的临床症状可以是患者的主观感受，也可以应用国际前列腺症状评分表（IPSS 评分），评分≥ 8 分即可判定为中 - 重度症状。患者临床症状可以表现为尿频、尿急、尿痛、夜尿增多或排尿困难等。其中以夜尿增多对患者生活质量影响最大。对于存在上述症状的患者可以考虑手术治疗，在短期内即可获得“立竿见影”的效果。

（2）对于药物治疗后没有效果或药物副作用较大的患者，可以考虑行手术治疗。

对于存在上述症状或对于手术有所顾虑的患者，可以首先考虑药物保守治疗缓解症状。需要注意的是，很多患者用药时间过短或不能坚持每天用药导致保守治疗效果较差，不利于患者坚定用药治疗的信心。因此，前列腺增生患者用药一定遵医嘱按时服药，这样才能达到治疗的最大效果。

（3）患者同时患有疝或痔疮等疾病的情况。

患者因排尿困难导致排尿时用力、腹压增大，会使疝或痔疮加重。因应用药物治疗时间较长、起效较慢，此时不建议应用药物治疗。

（4）患者出现反复泌尿系感染的情况。

由于老年男性抵抗力下降或个人卫生维护较差时，常合并泌尿系感染，且随着病情加重泌尿系感染可能出现反复发作情况。严重者感染逆行或加重可能会引起膀胱炎、肾盂肾炎或全身感染的情况，甚至威胁生命。当考虑因前列腺增生导致的反复泌尿系感染时，应行手术治疗尽快解除泌尿系梗阻，配合抗生素的应用，进一步缓解反复泌尿系感染。

（5）患者出现严重的尿潴留的情况。

尿潴留是前列腺增生较常见的并发症，急性尿潴留多发生于夜间或受凉后，患者因无法排尿憋胀急诊就诊。若患者反复多次出现尿潴留或拔除尿管后无法排尿，则需要考虑行手术治疗前列腺增生。

（6）患者出现膀胱结石或膀胱憩室的情况。

老年前列腺增生患者大多合并不同程度的排尿困难或者泌尿系感染，这些情况会导致排尿不畅进而形成膀胱结石或膀胱憩室。膀胱结石是泌尿系结石的一种，排尿时可突然出现尿线中断，改变体位后尿液可再次排出。膀胱憩室，憩室指的是小而鼓的囊袋，膀胱憩室即是膀胱壁上延伸出去的小而鼓的囊袋。好比“一室一厅”的房子，“室”即代表了膀胱憩室，“厅”即代表了膀胱。当患者因长期前列腺增生导致膀胱结石或膀胱憩室形成时，可以考虑行手术治疗前列腺增生，同时行膀胱结石碎石术。一般情况下较小的膀胱憩室无明显症状可以观察，当膀胱憩室较大且尿潴留较严重时，可以考虑行膀胱憩室手术。

（7）患者出现尿失禁或尿路积水或血尿的情况。

当前列腺体积较大时患者可以出现“向上”和“向下”的症状。“向下”的症状指患者因排尿困难导致残余尿增多超过一定限度时尿液不自主流出，即出现所谓的充溢性尿失禁。“向上”的症状指患者膀胱内压力较大时尿液可“冲破”阀门回流至输尿管或肾盂，造成肾盂、输尿管扩张积水，这也是引起泌尿系感染的常见原因。前列腺表面有丰富的血管，前列腺越大血供越丰富，患者可以表现为镜下血尿甚至肉眼血尿。出现以上症状时，综合患者自身情况评估，可以考虑行前列腺增生手术治疗。

因此，前列腺增生的患者是否需要手术，需要临床医生的综合评估，出现上述症状时要及时到正规医院就诊，积极配合治疗。前列腺增生的治疗重点在于对患者的疾病认知教育，患者不要讳疾忌医，出现排尿问题一定要第一时间到医院就诊，完善相关检查，请医生制定最适合自己的临床治疗方案。如采用药物治疗务必遵医嘱服用，患者不可以自行停药或换药，否则会引起其他的风险。如果坚持用药一段时间后症状缓解仍不明显，及时就医决定是否需要调整用药或改变治疗方案。

## 58. 前列腺增生除了做手术还有哪些治疗方法

前列腺增生的治疗方式大体可以分为两种。一种是非手术治疗，即通常所说的保守治疗。一种是手术治疗。两种治疗方式各有利弊和适应条件，需要根据患者的具体情况具体分析。那么非手术治疗方式包括哪些呢？

非手术治疗，主要包括患者对疾病的学习认识、生活方式的改变、药物治疗及后期的定期随访。患者要充分认识到，前列腺增生是一种良性疾病，通常情况下它并不会威胁我们的生命，但是随着疾病的进展，它会对我们的生活质量造成严重的影响。对于没有症状的患者，包括尿频、尿急、排尿困难或夜尿增多等，可以暂时不做干预。在临床工作中，我们会遇到一些老年患者，检查结果提示前列腺体积很大，但是患者自己并没有严重的排尿症状，生活质量并没有受到影响。对于这样的患者，可以采用不吃药、不手术的方式，要详细和患者解释为什么采取非积极治疗的办法，以及什么时候需要复查。对于症状较重的患者，可以加用药物进行控制，如坦索罗辛、非那雄胺或中成药物等。需要注意的是，事前要完善所有前列腺相关检查及评估，排除恶性肿瘤或其他可能的严重泌尿系统生殖疾病，避免漏诊或误诊。同时，也可以尝试为患者推荐相关科普书籍或科普视频，让患者对于前列腺增生更加了解，消除患者的焦虑。

定期随访是针对观察等待患者及非手术治疗患者的重要步骤。建议患者如无特殊临床症状或症状改变情况，至少每年检查一次前列腺的情况，包括前列腺体积大小的评估及前列腺癌的筛查。评估的目的主要是监测患者病情的发展情况及是否需要手术干预治疗。

## 59. 前列腺增生患者手术治疗方式主要有哪些呢

手术治疗是治疗前列腺增生最有效也是最后的手段。手术目的是最大程度改善患者的症状，提高患者的生活质量。

手术方式主要包括以下几类：①前列腺切除手术，包括经尿道前列腺切除术（TURP）、经尿道前列腺切开术（TUIP）、钬激光前列腺切除术、铥激光前列腺汽化切除术等。②前列腺剜除术，包括开放前列腺摘除术、经尿道双极等离子前列腺剜除术或经尿道前列腺激光剜除术等。③前列腺汽化治疗。④前列腺消融治疗等。选择哪一种治疗方式需要有丰富临床经验的医生来决定，患者的诉求通常都是追求微创且要求治疗效果最好，永不复发。但事实上，前列腺增生的手术方式呈多样性、多元化且个体化的特点，临床医生要根据患者的具体情况及自身的经验，为患者选择最适合患者本身情况的手术方式，让患者最大程度上获益，减少手术并发症的发生。

## 60．什么是经尿道前列腺切除术

经尿道前列腺切除术（transurethral resection of the prostate，TURP）是目前常用的治疗前列腺增生的手术。目前，TURP 技术很成熟，且学习曲线也较短，比较适合前列腺体积在 80ml 以下的前列腺增生患者。

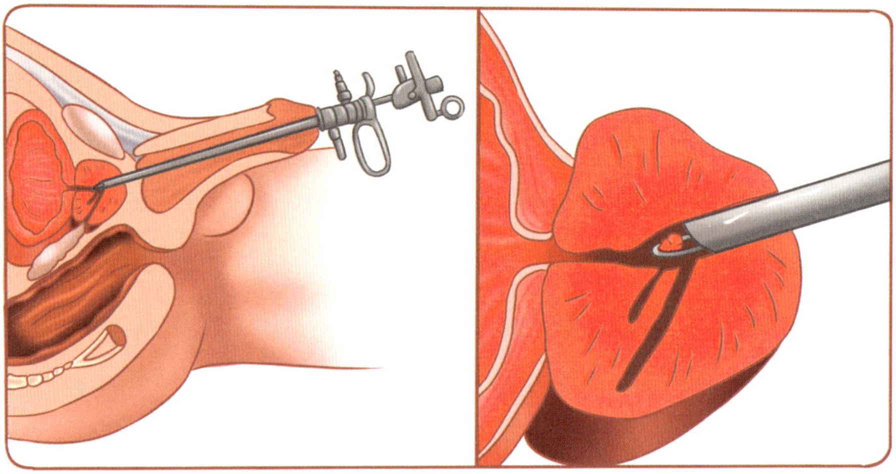

## 61．经尿道前列腺切除术的伤口很大吗？大概多久可以愈合

TURP 被称作经尿道的手术，顾名思义，这个手术的进行途径是经过尿道进行的，并不同于其他传统意义上的外科手术。TURP 不需要在身体上切割出伤口，患者做完手术后不会在身体上留下痕迹，这点完全不需要患者过多担心。手术是利用尿道这个人体自然通道进入手术区域的，有的患者天生尿道狭窄，我们的手术器械无法进入尿道，可能需要临时进行尿道扩张术为手术创造条件。也因此有的患者术后可能会出现尿道口疼痛或尿道口出血的情况。

## 62．经尿道前列腺切除术术后出血怎么办

有的患者在TURP术后尿道口会出血，这个原因要从手术本身的原理说起了。TURP是经尿道的手术，手术是需要应用金属质地的器械插入尿道进行的，对于前列腺增生的患者或尿道自身有狭窄或其他未知情况，如尿道黏膜血管瘤等，均可能在器械进入尿道时或长时间操作后出现出血的情况。不过，这种程度的出血通常会在术后1～2天内自行止血，因此大多不需要特殊处理。部分患者在持续膀胱冲洗后尿管内尿液颜色还是浅红色。这是因为TURP术后创面还有少量渗血没有完全止住，多喝水可以明显改善血尿情况，同时也可加快手术创面的愈合。

因此，在刚做完TURP术后出现血尿或出血的情况，不用过于担心，及时请教医生，遵循医嘱就好啦！

## 63、经尿道前列腺切除术术后出现尿失禁怎么办

TURP术后1%左右的人会出现尿失禁。此类的尿失禁大致可以分为两个阶段：一个阶段的尿失禁或称为漏尿，发生在术后留置尿管时期。TURP术后根据术中情况会留置1～2周尿管，患者在这1～2周会出现从尿道和尿管之间漏尿的情况，较严重的患者会出现持续的漏尿，不停更换内衣裤，对患者的生活质量及术后信心的恢复造成了极大的影响。另一个阶段发生在拔除尿管之后。患者在拔除尿管后短期内还可能出现不同程度的尿失禁，但是普遍要比留置尿管时程度轻。此阶段患者漏尿的情况可能会持续1个月左右，症状会随着时间的延长逐渐消失。此时建议患者进行一些盆底肌功能的锻炼，加快盆底肌肉功能的恢复，改善尿失禁的症状。

## 64. 经尿道前列腺切除术术后还要继续吃药吗

TURP 被视为效果比较稳定的治疗前列腺增生的传统的手术方式。很多患者选择做手术是因为担心长期应用药物对肝、肾功能会有损伤，或者副作用较大。在经过长期的心理斗争和抉择后，患者进行了手术，术前患者最关心的除了手术风险以外，就是术后是否还要继续吃药的问题。TURP 从根本上解决了前列腺增大的问题，那么术后是否需要继续吃药呢？其实，这个问题要根据患者术前的前列腺大小及术中、术后的情况而定。如果术中切除前列腺体积质量满意，术后可以继续吃 1 个月左右的药物即可停药。此时用药不仅可以巩固手术效果，还可以起到术后短期内辅助止血的作用。如果术前评估前列腺体积较大，或手术切除前列腺质量体积不满意，术后还是需要长期口服用药，不过不需要担心，手术 + 术后长期口服药物的治疗效果依然要好于单一长期口服用药。TURP 术后是否依然需要用药要认真咨询临床医生，制定个性化的治疗方案。

## 65. 什么是前列腺热蒸汽消融术

前列腺热蒸汽消融术是 2018 年被美国纳入治疗前列腺增生的治疗方案，是目前一种治疗前列腺增生的超微创术式。“超微创”是相对于传统的“微创”手术方式 TURP 而言的。它的手术入路和 TURP 一样，都是经过尿道进行的手术方式，因此不需要在患者身上“打洞”，避免了对患者身体的创伤。相对于传统的 TURP 以电切的方式对前列腺组织“一刀一刀”地切除，前列腺热蒸汽消融术做到了手术“不再动刀”，这样也进一步减少了切割期间出血的情况。具有手术时间更短、手术创伤更小且手术并发症更少的优点。

## 66. 前列腺热蒸汽消融术的原理是什么

它的原理其实是基于蒸汽的热能来对增生的前列腺组织造成不可逆的坏死，射频发射器可以在瞬间产生温度达到 103℃的水蒸气，这些水蒸气可以渗透到增生的前列腺细胞之间，充分地扩散。让突出的前列腺组织发生萎缩，从而达到缓解前列腺增大的效果。从手术时间上来说，前列腺热蒸汽消融术的时间相比传统 TURP 也大大缩短。射频发射器可以在 9 秒内释放 800J 以上的热能，达到对前列腺组织烧灼的效果。

## 67. 前列腺热蒸汽消融术适合所有前列腺增生患者吗

总的来说，目前没有任何一种手术方式适合所有的前列腺增生患者，前列腺热蒸汽消融术也是一样的。作为一种新兴的手术方式，前列腺热蒸汽消融术的“超微创”特性受到了患者和临床医生的青睐，许多就诊患者为此特意到门诊询问是否可以尽快安排前列腺热蒸汽消融手术解除病痛。患者的意愿是美好的，现实通常是残酷的。很显然，前列腺热蒸汽消融术不可能适合所有前列腺增生患者。

## 68. 前列腺热蒸汽消融术的适用对象需要具备哪些条件

首先，对于年龄的要求。前列腺热蒸汽消融术适用于 50 岁以上的前列腺增生患者。对于 50 岁以下的患者，医生要根据患者的实际情况决定是否需要手术，因为通常对于这个年龄段的患者前列腺增生发生的概率很低，且通常应用药物可以使症状得到有效控制。其次，前列腺热蒸汽消融术对于前列腺体积在 30 ～ 80ml 范围的患者应用效果最佳。前列腺体积过大通常治疗效果较差，虽然达到了“超微创”的目的，但是一段时间后患者并不能达到自己满意的效果，这样的手术也就没有了意义。最后，如果患者曾经进行过阴茎假体植入手术或尿道括约肌手术等其他尿道相关手术，则不建议进行前列腺热蒸汽消融术治疗。

## 69. 相比较传统的经尿道前列腺切除术，前列腺热蒸汽消融术具有哪些优势

第一个优势就是其“超微创”的特点，相比传统的TURP手术，手术出血少且手术时间短，大大降低了手术风险。第二，前列腺热蒸汽消融术可以大大降低尿道手术后并发症，如尿失禁、逆行射精，甚至是勃起功能障碍。最重要的是，前列腺热蒸汽消融术手术操作时间短，术后麻醉恢复较快，可以实现当日做完手术当日出院的神奇效果，这是以往的经尿道前列腺增生手术无法比拟的。

## 70. 前列腺热蒸汽消融术有哪些缺点

说了这么多前列腺热蒸汽消融术的优点，那是不是这类手术就没有缺点了呢？任何事物都具有其两面性。首先是前列腺热蒸汽消融术的手术效果不是“立竿见影”的，患者需要等待1～3个月才能逐渐显现手术效果，对于心急的患者可能需要耐心等待一段时间。其次，前列腺热蒸汽消融术不如TURP手术可以留存病理标本，无法做最终的病理诊断，因此理论上存在一定的漏诊或误诊率。这就要求我们在前列腺热蒸汽消融术前一定要充分评估前列腺情况并做出准确诊断，尤其是要避免漏诊或误诊前列腺癌的情况，即使是这样，依然存在一定的漏诊或误诊率。

前列腺热蒸汽消融术是一个较为新颖的“超微创”手术，因为它的独有优势备受患者的青睐。但是选择该项技术之前，一定要找专业的医生充分评估咨询，充分了解该项技术的优缺点，最后选择一个适合自己的“私人定制”的治疗方案。

# 第四章

## 前列腺炎

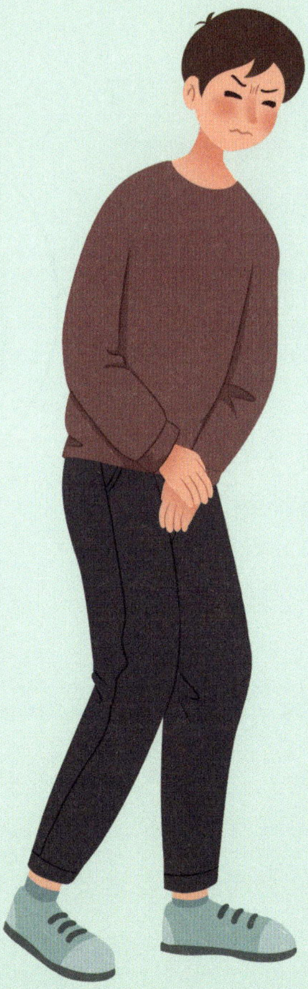

前列腺炎是泌尿外科较为常见的良性疾病，通常不会对生命造成威胁，但是这类疾病会严重影响患者的生活质量，严重者甚至会因此而坐立不安、辗转难眠。不幸的是，临床上通常很难达到让患者满意的效果。下面我们就从几个问题来认识一下前列腺炎这个“棘手”的疾病。

# 一、关于基础知识

## 71．什么是前列腺炎

前列腺炎，顾名思义，是发生在前列腺的炎症，那么是什么引起了前列腺发炎呢？通常我们可以把诱因分为两种因素：一种是感染性的，即受到明确细菌、真菌等感染的前列腺炎；另外一种是非感染性的，即受到非感染因素导致的前列腺炎症，通常我们在临床上遇到的都是后者。按照病程的长短分，可以把前列腺炎分为急性前列腺炎和慢性前列腺炎。

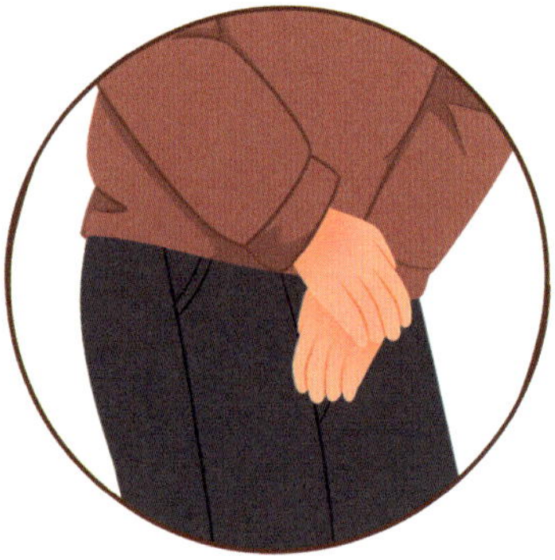

## 72．前列腺炎的主要发生原因有哪些

前列腺炎可以发生在各个年龄段的男性之中，它的诱发因素有很多。细菌性前列腺炎通常是由于细菌感染引起的，患者会合并泌尿系感染，如尿道炎或膀胱炎等。急性细菌性前列腺炎血常规中可提示白细胞升高，尤其是中性粒细

胞百分比升高。尿常规中可提示白细胞升高，尿细菌培养结果可能为阳性，前列腺按摩液提示可见脓细胞或白细胞升高，这些检查结果都可提示前列腺细菌感染可能。

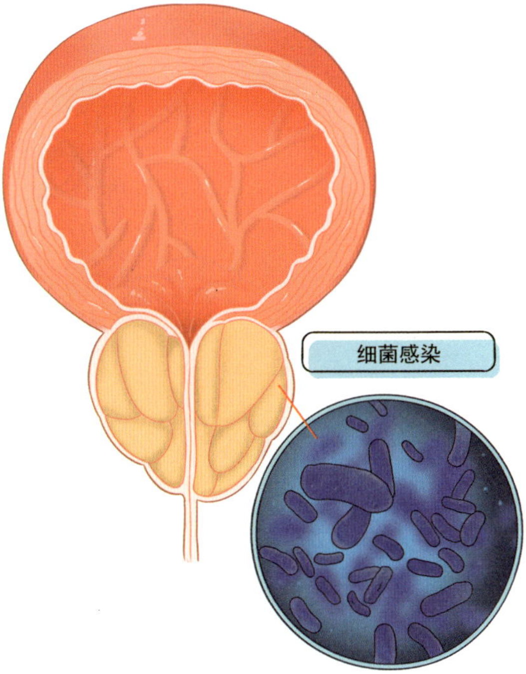


非细菌性的前列腺炎无细菌感染证据，多为其他因素导致，如抵抗力下降、着凉、久坐、尿液反流、内分泌紊乱或下尿路梗阻等。另外，心理因素在前列腺炎的症状评估及治疗中也起到了极为重要的作用，也逐渐在临床中被人们所重视。

## 73. 前列腺炎主要有哪些症状

前列腺炎的症状大体可以分为两类，一类症状是泌尿系统症状，一类症状是非泌尿系统症状。

泌尿系统症状包括尿频、尿急、尿痛、尿滴沥、尿等待、尿不尽、夜尿增多或血尿等。

非泌尿系统症状又可分为全身症状及局部症状。当患者发生急性细菌性前列腺炎时，患者可以出现发热、寒战、恶心、呕吐及全身不适等症状。

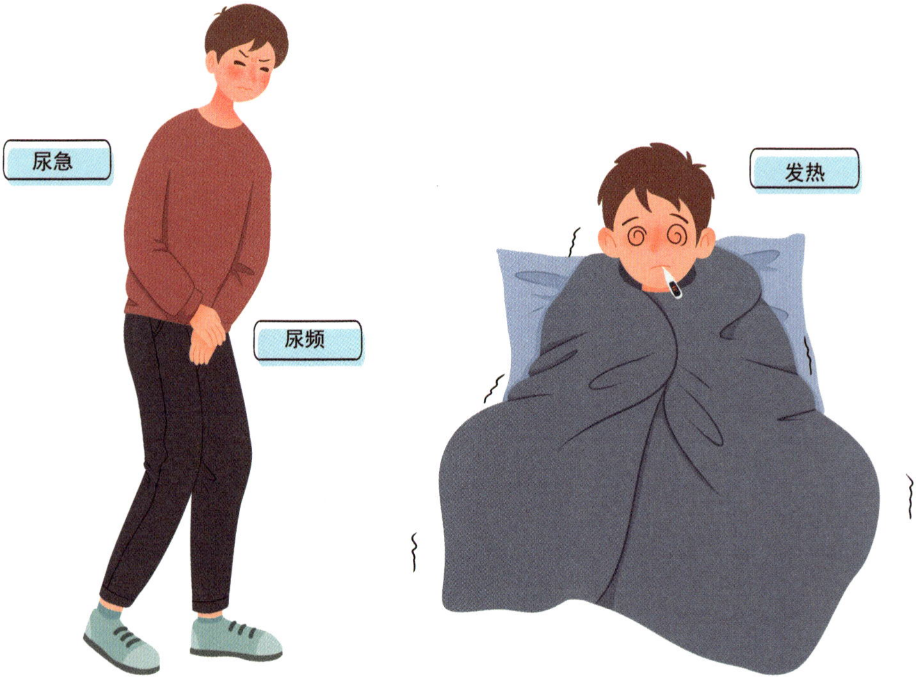


局部症状通常发生于慢性前列腺炎时，发生部位通常局限于下腹部及腰部。可表现为排尿后盆腔疼痛及下腹部或腰部不适。较严重的患者可以表现为勃起时或射精时疼痛、遗精，甚至发生阳痿、早泄或血精症状。

长期的病痛折磨会对患者的身心造成极大的创伤，很多患者在经历过几次前列腺炎的反复后，身心均受到了极大的创伤，尤其是对于男性的性生活“自信心”造成了很大的打击，有的人出现了心理负担和人格的改变。具体表现为难以集中注意力、记忆力减退、焦虑、抑郁、失眠多梦，甚至是自杀倾向。

因此，前列腺炎虽然不像前列腺癌一样危及生命，但是它对人的伤害却是持久的。

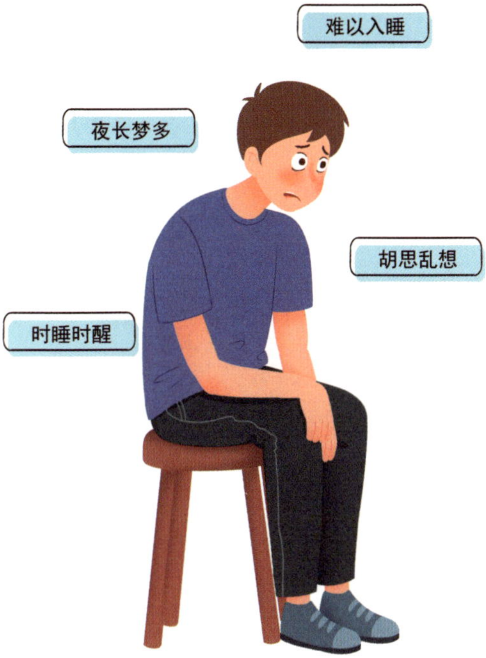


## 74. 前列腺炎要禁欲吗

前列腺是男性特有的器官，在某种意义上被誉为“男人的根本”，也与男性的功能息息相关。前列腺炎可以发生在各个年龄段，随着社会的高速发展，人们的工作和生活压力在不断加大，男性对于自身的健康关注也越来越多，前列腺炎的发生也越来越趋于年轻化。那么对于前列腺炎的患者是否需要禁欲呢？

其实，前列腺炎患者是否需要禁欲要根据实际情况来看。对于急性细菌性前列腺炎，由于患者存在细菌感染症状，患者的尿液、尿道或精液里面可能会存在细菌。如果此时同房，可能会对配偶造成间接感染的风险，导致两个人同时发生感染，需要进一步同时治疗，这样不仅使治疗时间延长，还会让配偶受到伤害。因此，建议急性细菌性前列腺炎患者，须正规就医，进行规律的抗感染治疗后再进行常规的性生活。慢性非细菌性前列腺炎患者，通常只是患者主观感受比较突出，不会引起性伴侣的感染。因此，慢性非细菌性前列腺炎患者可以正常、适当地进行性生活，并且适当的性生活可以在一定程度上缓解前列腺炎的症状。

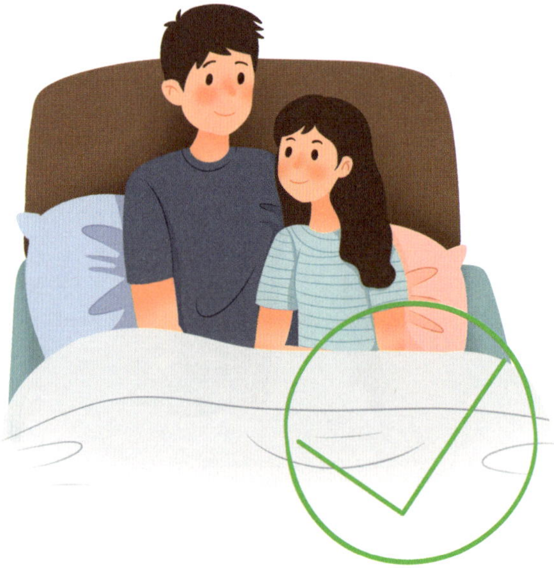

## 75. 前列腺炎是因为前列腺增生吗

很多患者在患有前列腺炎的同时被检查出前列腺增生，那么，是因为前列腺增生患者才患有前列腺炎的吗？

其实，前列腺增生和前列腺炎是两种不同的疾病，二者可以同时发生也可以独立发生，并不存在必然的因果关系。前列腺增生通常发生在中老年男性，和患者生活习惯或环境有一定的联系，且随着年龄的增长，前列腺增生的程度会加重。前列腺炎可发生于任何年龄男性，以年轻男性居多，随着生活节奏的加快和工作压力的加大，年轻的前列腺炎患者数量正在逐年上升，困扰着青年男性。很多 45 岁以上的男性，会同时合并前列腺增生和前列腺炎，但是二者并不存在绝对的因果关系，换言之，二者既可以同时存在，也可以独立存在。因此，前列腺增生的患者不必担心自己一定会得前列腺炎，得了前列腺炎也不必纠结自己是否患有前列腺增生。

这两种疾病可以同时进行治疗，治疗方式不完全相同，但也不冲突。前列腺增生的治疗方式以药物治疗为主，后期药物治疗无效时可以考虑进行手术治疗。前列腺炎治疗方式以改善生活方式 + 药物治疗为主，通常不需要进行手术治疗。

# 二、关于治疗

## 76. 前列腺炎能根治吗

前列腺炎是困扰很多男性的疾病，尤其是慢性前列腺炎更是给患者带来了无尽的烦恼。随着近年来工作压力的加大和生活节奏的加快，越来越多的年轻男性受到了前列腺炎的困扰。很多人尝试了很多治疗，包括西药、中药或物理疗法，但是最终的结果似乎都不是特别满意。那么前列腺炎治疗的秘密到底是怎样的？怎么样才能完全治愈呢？

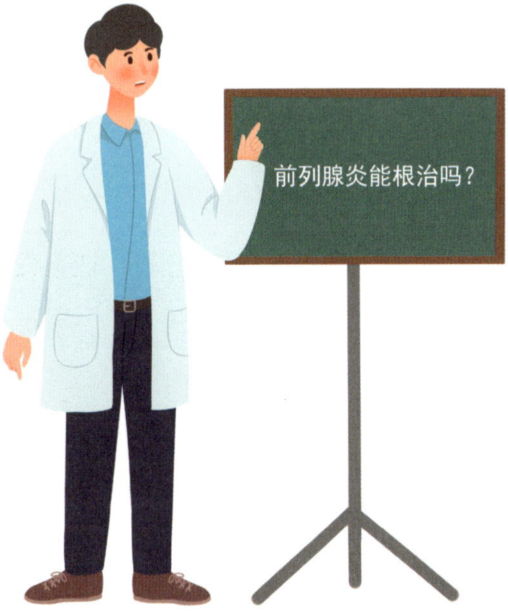


如何治疗前列腺炎一直是令泌尿外科医生头痛的问题，遗憾的是，目前没有任何有效的方法

能够完全治愈前列腺炎。对于前列腺炎的治疗不只局限于药物，更包含了对生活状态的调整和“治疗”。很多患者因为各种原因无法做到健康生活，甚至有的患者因为“个性”无法接受医生对于其生活习惯的长期调整，以上诸多原因均会导致治疗效果不满意，最终病情反复发作加重后使患者更加焦虑。

因此，前列腺炎的患者首先要充分认识了解这个疾病，明白这个疾病的治疗过程和结果，从心理上接受前列腺炎这个不威胁生命但是影响生活质量的疾病。其次，患者要努力配合医生的治疗方案，前列腺炎的治疗过程对于很多人来说要改变很多喜欢的生活方式，可能非常痛苦或引起心理上的不适。但是患者为了得到相对满意的治疗效果还是需要尽量忍耐一下的。在治疗期间一个“忍不住”就可能会导致症状的复发甚至加重。最后要说明的是，患者要接受治疗效果可能无法达到自己满意的程度的事实，随着复发次数的增多，治疗效果也可能是逐次递减。

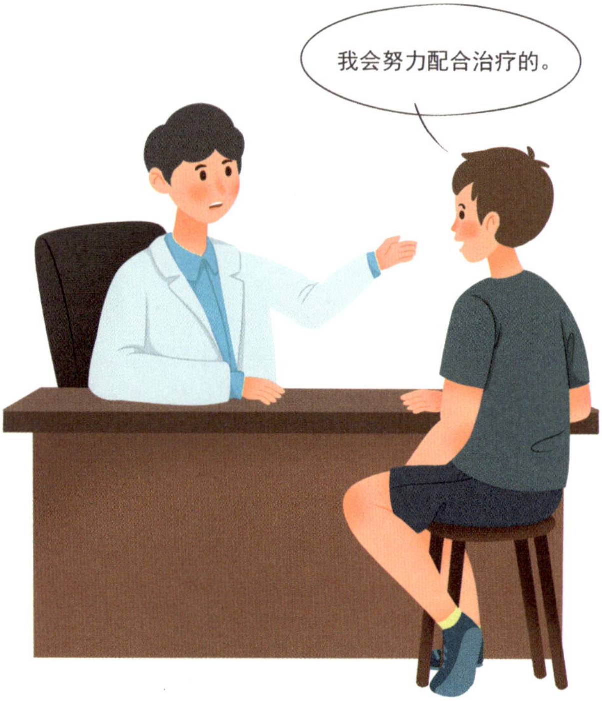

## 77. 前列腺炎的主要治疗方式有哪些

前列腺炎的治疗遵循个体化和经验化的原则。不同医生针对不同患者的不同阶段采用的药物和治疗方式可能不完全相同，治疗方案没有绝对的正确或错误，只有适合不适合患者自身的情况。也正因如此，在门诊经常会遇到一些患者，拿了很多在其他医院开过的药物，“控诉”该药物治疗效果不佳，想要用一些更好的药物及获得更精准的治疗方案。其实，前列腺炎的治疗没有标准的“灵丹妙药”，所谓“最佳”治疗方案，其实就是在标准治疗原则的基础之上制定的“最合适”的治疗方案。前列腺炎的治疗主要分为药物治疗、物理治疗及精神心理治疗。

## 78. 前列腺炎的药物治疗包括哪些

药物治疗是改善前列腺炎的首要治疗方式。对于细菌性前列腺炎，抗感染治疗是首选的治疗方式。抗生素的选用可以根据前列腺液、尿常规、尿培养、血常规等检查结果或经验性治疗而定。抗生素一般需要应用 2 ～ 4 周，以广谱抗生素为主，若经验性应用抗生素无效时，可考虑行尿培养或血培养进行辅助诊断，调整抗生素的应用。对于非细菌性前列腺炎的药物治疗方式就很多了。

首先，我们可以应用 α 受体阻滞剂，常见的有特拉唑嗪、多沙唑嗪及坦索罗辛等，这些药物的作用原理简单说就是解除膀胱颈及前列腺尿道部的痉挛，让患者下腹部不适症状得到明显缓解。但是，用药时间要求较长，至少要持续服用 3 ～ 6 个月，且停用药物之后症状可能会反复。应用这类药物还会有低血压或身体瘙痒的症状出现。

其次，对于反复发作的持续下腹部疼痛患者，可以加用镇痛药物如布洛芬等，虽然目前没有明显的药物副作用导致患者身体的损伤，但是仍要注意常用的镇痛药物可能造成患者恶心、呕吐甚至胃溃疡的风险。

最后，对于症状不是很重的患者，可以加用中成药缓解症状。但是，用药期间，如果再次受到外部刺激，如着凉、局部受压等情况，症状可能会再次发作或加重。

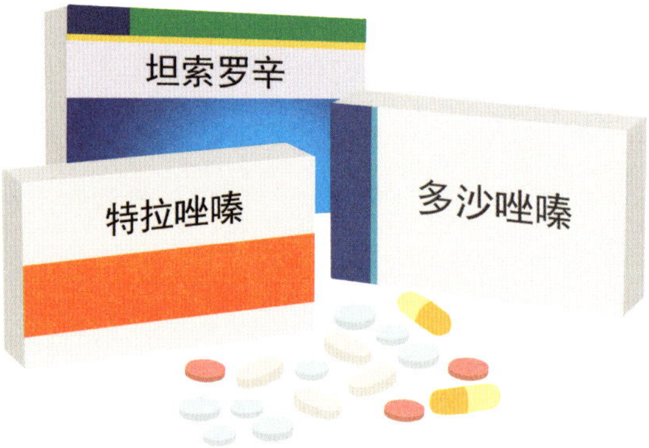


## 79．前列腺炎除了药物治疗还有哪些治疗方式

除了药物治疗外，前列腺炎还有物理治疗。有条件的患者可以采用温热水坐浴，每日 1 ～ 2 次。也可以应用热暖宝一类的方便加热的材料贴于小腹部。这些办法都可以让前列腺周围温热起来，加快前列腺周围血液的流动，进而达到缓解症状的目的。

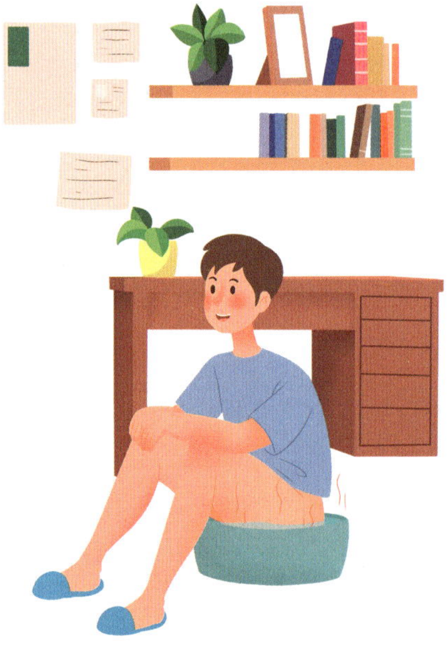

精神心理治疗也是前列腺炎治疗的重要组成部分。相当一部分前列腺炎的患者由于病情的反复发作且迁延不愈，情绪和心理上多会有所创伤或障碍。患者一定要会自行进行疏导，不要过于关注前列腺炎带来的不适，必要的时候可以就诊心理医学科门诊应用药物进行干涉。对于患有其他基础疾病的患者，如糖尿病或盆底紧张性肌痛患者可以加用对症治疗药物缓解症状。

## 80. 前列腺炎一定会发热吗

答案是否定的。发热通常是细菌、病毒或真菌感染的结果。前列腺炎分为很多种类型，大体上可以分为细菌性前列腺炎和非细菌性前列腺炎。对于非细菌性前列腺炎患者来说通常不会有发热的过程，主要表现为下腹部不适或泌尿系统症状。对于细菌性前列腺炎来说，起病多是因为细菌感染造成的，因此多伴有全身症状，如发热等，检查也可发现血常规及尿常规的异常。

很多人理解的炎症是一个发热的过程，而恰恰忽略了炎症和发热的关系。炎症可能会引起患者发热，但是发热并不是炎症的必然结果。前列腺炎患者会误以为自己得了炎症就需要“消炎”，很多患者还会经验性自行乱用抗生素，尤其是在发现应用一些抗生素后不适症状可以得到明显缓解后。但是，乱用抗生素会对身体造成很大的损伤，且长时间应用抗生素后可能产生耐药的情况。

所以，我们不能把炎症和发热混为一谈，前列腺炎的患者也并不是都会出现发热症状。

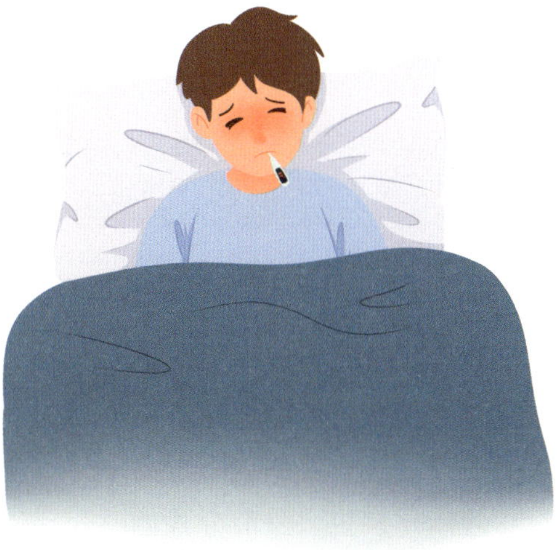

## 81．前列腺炎一定需要用抗生素吗

前列腺炎大体上分为细菌性前列腺炎和非细菌性前列腺炎。对于细菌性前列腺炎患者需要应用抗生素进行治疗。抗生素的选用则是根据血常规、血培养、尿常规、尿培养或前列腺液的化验结果来制定的，也可经验性应用抗生素，如头孢类抗生素、左氧氟沙星或米诺环素等。用药时间多为 2 ～ 4 周，其间要注意监测患者的体温及化验结果的变化，必要时要更改抗生素的应用，具体应用药物要在医生的指导下规范进行。而对于非细菌性前列腺炎是不需要应用抗生素的，因此，患者千万不要随便滥用抗生素，一旦产生了耐药对于后续治疗效果影响非常大，且对于肝肾功能损伤的副作用会加重对身体的损害。

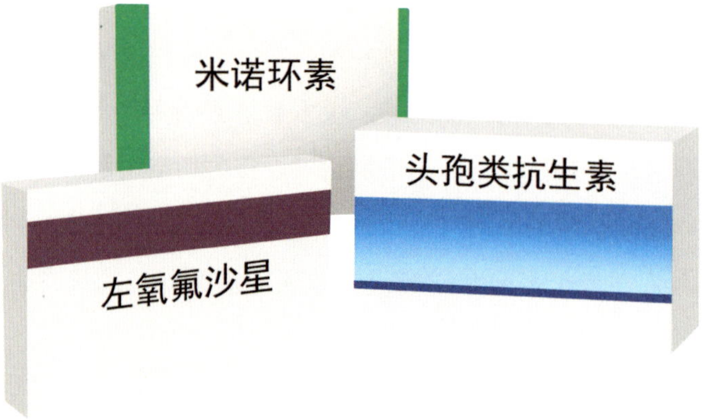


# 三、关于生活常识

## 82．前列腺炎患者生活中需要注意哪些问题

对于前列腺炎患者的治疗来说，生活方式的改变或许比药物治疗更加有

效。那么，前列腺炎患者在日常生活中需要注意哪些呢？

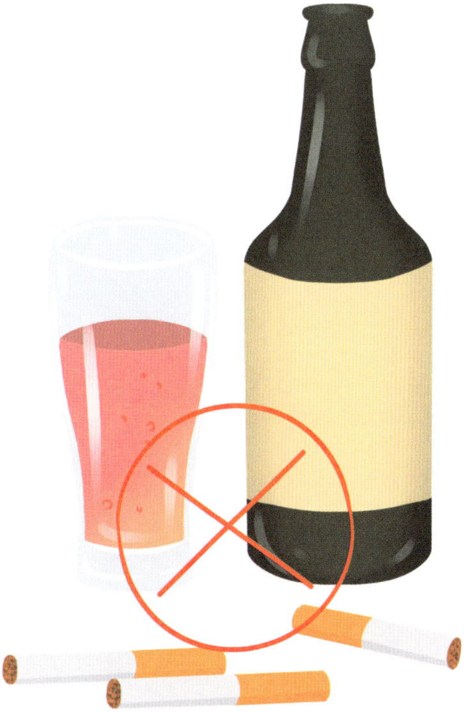

首先，饮食方面。前列腺炎是一种良性疾病，大多数患者为非细菌性前列腺炎，其特点就是症状好转时间长且容易反复发作。对于非细菌性前列腺炎患者，饮食方面要戒烟、戒酒，避免吃辛辣或刺激性食物。尤其是冷饮或烈酒更容易引起前列腺炎的发生，许多患者在大量饮酒后即出现尿频、尿急或下腹部不适症状。

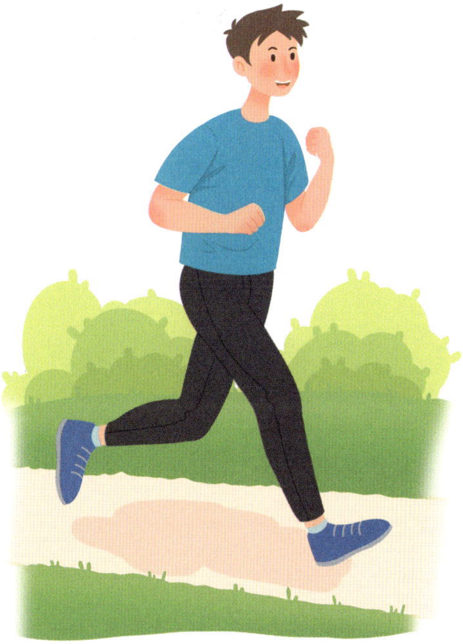

其次，要保证日常适量运动。久坐是引起前列腺炎的重要诱因。现代人由于久坐的情况越来越多，前列腺炎的发生率显著提高。因此，从预防角度来说，避免久坐可以有效预防前列腺炎的发生。从治疗角度来说，已经患有前列腺炎的患者，可以每 1 ～ 2 小时站起身活动 10 ～ 20 分钟，这样可以有效缓解前列腺区的压迫，缓解前列腺炎的症状。另外，喜欢骑自行车的朋友也需要注意，长期骑行对于男性前列腺也并不友好。因此，在前列腺炎还未缓解的情况下建议少骑或者不骑自行车。

最后，尽量不要着凉。很多年轻前列腺炎患者很少注意保暖，为了爱美和时尚放弃了“温度”，且不知这种行为恰恰助长了前列腺炎的气焰。对于前列腺炎的患者，我们时刻警惕要维持身体的温度，不要着凉，尤其是下半身的温度，多穿一些衣服。有条件的患者每天可以用温热水坐浴 1 ～ 2 次，可以有效缓解前列腺炎的症状。

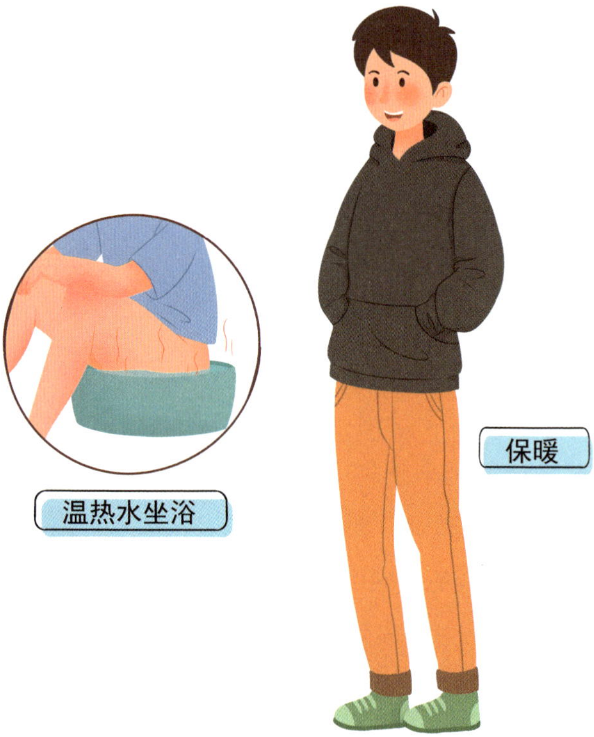


## 83．前列腺炎会影响生育和性生活吗

很多患者在得了前列腺炎后很担心会影响性功能，尤其是年轻男性害怕前列腺炎会影响生育，其实这种担心是没有必要的。

男性的生育能力主要受到精子质量和精子活性的影响，前列腺炎一般不会对精子质量和活性产生影响。精子的质量和活性主要受到温度、外力或辐射的影响。细菌性前列腺炎因为感染可能会引起全身或局部发热，进而导致影响精子质量和活性。非细菌性前列腺炎不伴有全身发热，但会引起会阴部不适，可能会影响性生活，间接影响生育。

总的来说，前列腺炎患者没有必要担心影响生育或者性生活。但是需要注意的是，不要因为得了前列腺炎而滥用药物，要在医生的指导下进行治疗，滥用药物可能会对生育和性生活造成影响。

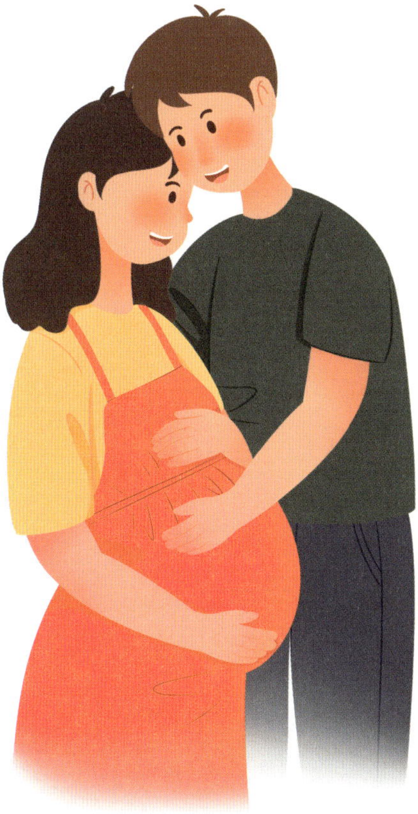

# 第五章

# 前列腺癌

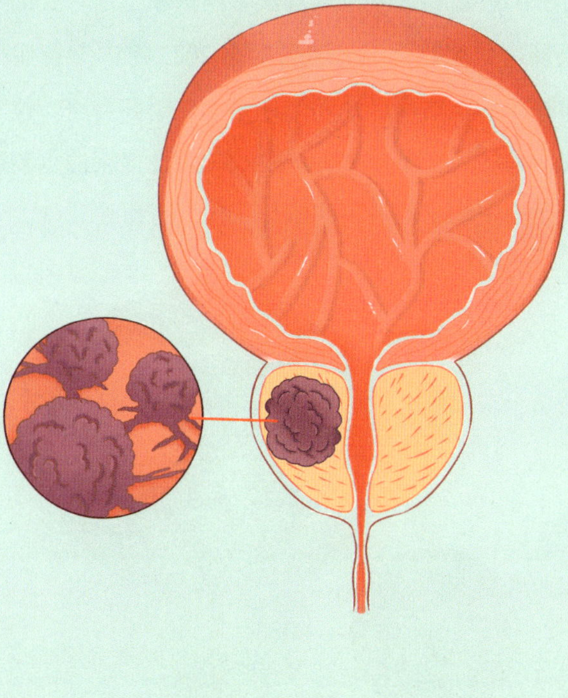

# 一、关于基础知识

## 84. 前列腺癌的发病率是多少

前列腺癌是泌尿生殖系统最常见的恶性肿瘤之一，据世界卫生组织2020年的统计数据表明，在世界范围内前列腺癌的发病率在所有男性恶性肿瘤中占第二位。前列腺癌在欧美等发达国家的发病率高于亚洲和北非地区，高达83.4/10万。在美国前列腺癌的发病率高居男性恶性肿瘤的首位，死亡率位于第二位。在我国前列腺癌曾一度被认为是发病率较低的男性恶性肿瘤，但随着前列腺癌筛查方法的进步和普及，以及饮食结构和生活方式的改变，近年来我国的前列腺癌发病率呈明显上升趋势，根据2022年国家癌症中心发布的最新数据，我国前列腺癌的发病率已经超过尿路上皮癌和肾癌，位于男性泌尿生殖系统恶性肿瘤发病率的第一位，成为威胁我国男性健康的重要病因之一。因此，做好前列腺癌疾病相关知识的科普和宣传工作具有重要意义。

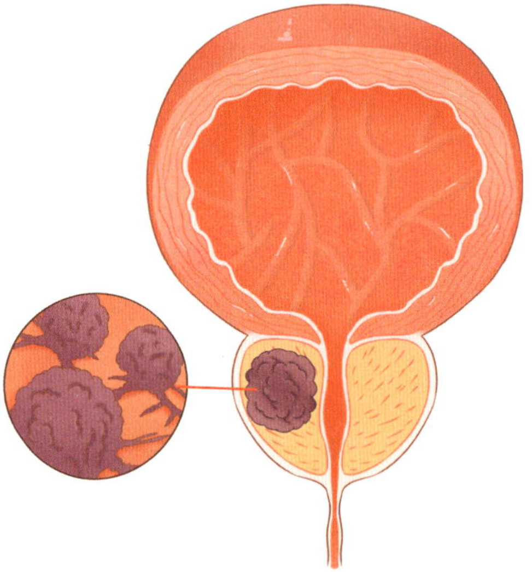

## 85．前列腺癌可以有哪些症状

大部分前列腺癌的发展通常较为缓慢，并且早期前列腺癌的病灶通常较小且局限于前列腺内，因此早期前列腺癌通常没有典型的临床症状，发病较为隐匿，大多数早期前列腺癌的患者都是在体检筛查前列腺特异性抗原（PSA）时发现异常，通过进一步的检查确诊前列腺癌。随着肿瘤的不断进展，当阻塞尿道或侵犯膀胱颈部时，前列腺癌患者可出现类似前列腺增生症的临床症状，如尿频、尿急等刺激症状，或尿等待、排尿困难、尿不尽、尿后滴沥等梗阻症状，严重时还可出现急性尿潴留、血尿、尿失禁等症状。由于前列腺癌容易出现骨转移，因此晚期前列腺癌患者在发生骨转移时，还可出现骨痛、病理性骨折、贫血等症状，发生脊柱椎体骨转移的患者严重时还会因病灶压迫脊髓出现肢体麻木、无力、运动障碍甚至截瘫等临床表现。

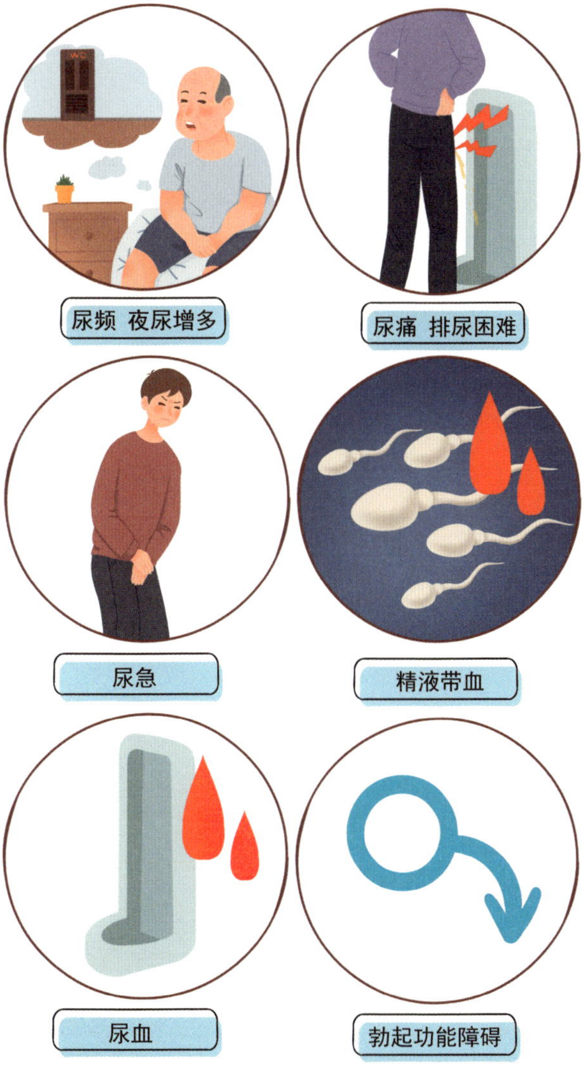


因此对于老年男性来说，当出现尿频、尿急、排尿困难、尿不尽感等类

似前列腺增生的临床症状时，应同时警惕前列腺癌的可能性，在就诊时应进行完善的前列腺癌相关筛查，以免因漏诊而延误治疗。

# 二、关于诊断

## 86. 随诊期间，前列腺癌患者需要定期做哪些检查

大部分前列腺癌患者在确诊后通常会积极地接受标准治疗，早期的局限性前列腺癌或局部进展期前列腺癌患者可进行根治性手术或者放疗，晚期的转移性前列腺癌患者通常进行内分泌治疗、化疗等药物治疗。

手术治疗或放疗后的患者，药物治疗中的患者，以及选择等待观察或主动监测的患者，都应定期进行规律的检查和随访。推荐定期进行的主要检查如下。

（1）PSA 及其衍生指标：前列腺特异性抗原（PSA）是一种前列腺相关特异性的生物标志物，在前列腺癌、前列腺增生、前列腺炎等疾病中都可见升高，是前列腺癌患者筛查和随访的重要化验检查项目之一，推荐前列腺癌患者应定期复查 PSA 结果。临床上除了直接参考 PSA 数值作为诊断前列腺癌或评估前列腺癌治疗效果的标准，还会应用很多其他 PSA 相关的衍生指标，如游离 PSA/ 总 PSA 比值、PSA 密度、PSA 增长速率、PSA 倍增时间等，都可作为临床上筛查诊断前列腺癌、预测评估前列腺癌治疗效果的指标。推荐前列腺癌患者至少每 3 个月复查 PSA，病情有变化的患者可根据具体情况增加复查频率。

（2）直肠指诊：在过去也是前列腺癌的重要诊断方法之一，但该方法的诊断灵敏度不足，对于肿瘤体积较小的早期前列腺癌，直肠指诊往往不易摸到前列腺硬结，并且会影响血 PSA 化验结果。前列腺癌患者在随访中通常推荐每年进行一次直肠指诊，并且需在抽血化验 PSA 之后进行。

（3）前列腺超声：临床上的常规超声检查通常并不能准确区分肿瘤病灶和良性的增生结节，大多都表现为低回声结节，因此常规超声通常用于判断前列腺体积大小，以及通过残余尿量的测定反映排尿困难症状的治疗效果。而融合了多普勒、超声弹性成像、超声造影、高分辨率微波超声等新型超声技术的多参数超声，可在一定程度上提高超声检查诊断前列腺癌的效果，但在临床上的应用和推广有限。

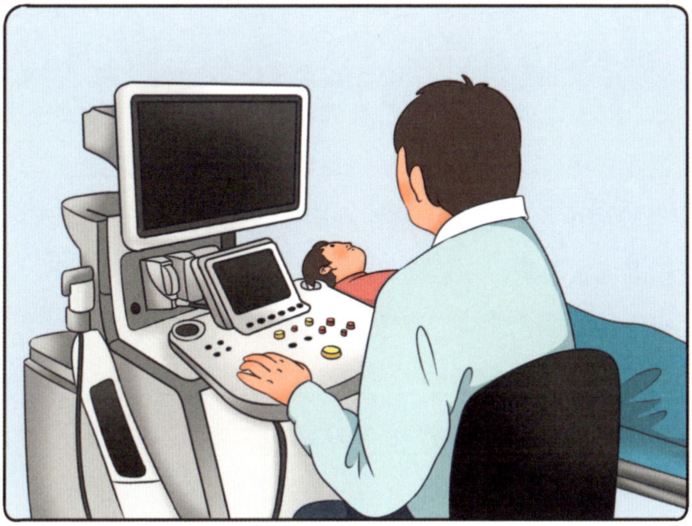

（4）前列腺磁共振成像（MRI）：前列腺 MRI 是临床上诊断前列腺癌的重要方法，不仅可以通过 PI-RADS 评分系统对前列腺癌患病风险进行预测诊断，还能显示肿瘤是否侵犯周围组织器官、淋巴结是否有转移等，对前列腺癌进行临床分期和危险分层。除了用于前列腺癌的确诊，在前列腺癌患者治疗随访过程中，也推荐定期行前列腺 MRI 检查。

（5）全身核素骨扫描：由于前列腺癌最常见的转移部位是骨转移，因此对于前列腺癌患者，尤其是治疗随访中的晚期转移性前列腺癌患者、出现骨痛症状或 PSA 水平明显升高的患者，推荐定期行骨扫描检查，以便及时发现骨转移病灶。

## 87. 前列腺特异性抗原多少时要考虑前列腺癌

PSA 筛查是早期发现前列腺癌的重要手段，推荐筛查的重点人群是年龄 50 岁以上的男性，或年龄 45 岁以上且具有前列腺癌家族史的男性，推荐至少 2 年化验一次血 PSA 指标。血清总 PSA 值＜4ng/ml 是正常值，通常 PSA 值越高，前列腺癌的风险也越大。总 PSA ＞ 10ng/ml 的患者通常建议进行前列腺穿刺活检，总 PSA 值在 4 ～ 10ng/ml 之间时，需要参考其他化验指标或检查进一步评估，如游离 PSA/ 总 PSA 比值、PSA 密度、PSA 速率、PSA 倍增时间等。需要注意的是，PSA 是前列腺器官特异性的标志物，并非前列腺癌所特有，在前列腺增生、前列腺炎等非恶性疾病中也可升高，在前列腺肉瘤、前列腺神经内分泌肿瘤等较为少见的前列腺恶性肿瘤中也可表现为正常水平。而且 PSA 水平也会受很多因素影响，如射精行为、膀胱镜检查、导尿操作、直肠指诊操作等，因此在进行 PSA 化验时应避免上述因素的干扰。

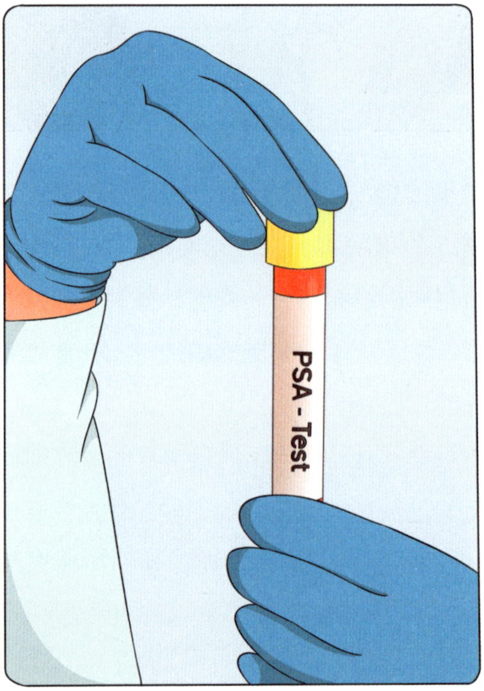

## 88. 对于前列腺癌诊断有帮助的影像学检查有哪些

（1）经直肠超声检查：前列腺癌的病灶在超声上通常表现为外周带的低回声结节，但超声对前列腺癌的诊断特异性不高，往往很难鉴别前列腺癌和良性前列腺增生结节。

（2）前列腺磁共振成像（MRI）：MRI 是诊断前列腺癌的重要影像学检查手段，可较为准确地显示前列腺癌病灶，还可以显示前列腺包膜的完整性、肿瘤是否侵犯精囊或直肠等周围组织器官，显示是否存在盆腔淋巴结转移等。尤其是前列腺多参数磁共振成像和评分系统（PI-RADS），通过对病灶的评分对前列腺癌的风险进行评估。

（3）核素骨显像：前列腺癌最常见的转移部位是骨转移，全身核素骨扫描是临床上评价前列腺癌患者是否存在骨转移的最常用的方法。

（4）PET 检查：PET/CT 或 PET/MRI 检查价格较为昂贵，通常不作为前列腺癌患者的常规影像学检查，但 PET 检查不仅有助于评估前列腺病灶的良恶性，还可显示全身其他脏器是否存在转移灶。由于前列腺特异性膜抗原（PSMA）在几乎所有的前列腺病灶及转移灶中都有表达升高，因此放射性核素标记的 PSMA-PET 检查对前列腺癌的诊断和转移灶的检出更为敏感。

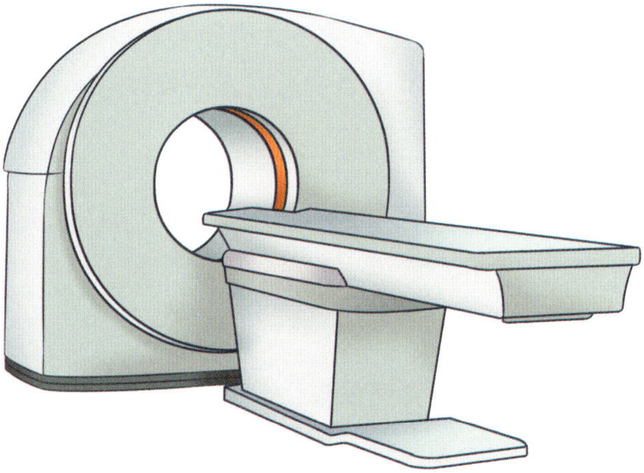

## 89. 什么时候需要行前列腺穿刺活检

前列腺穿刺活检是确诊前列腺癌最准确的方法，对于符合穿刺活检指征的怀疑前列腺癌的患者，推荐通过前列腺穿刺活检进行最终的病理诊断。什么时候需要行前列腺穿刺活检呢？

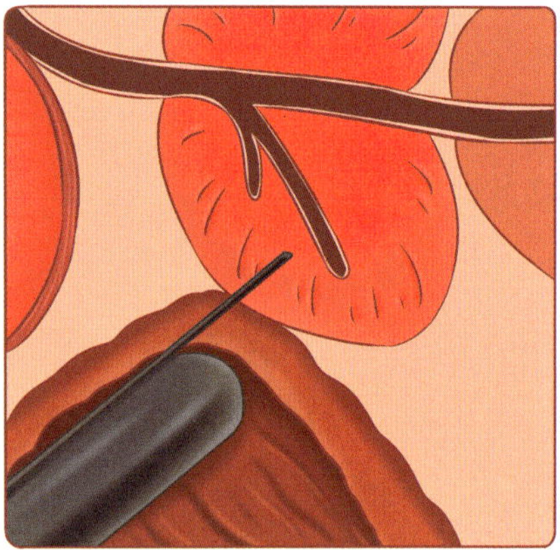

（1）直肠指诊可触及前列腺可疑结节，任何 PSA 值。

（2）经直肠超声或 MRI 发现前列腺可疑病灶，任何 PSA 值。

（3）总 PSA 值＞ 10ng/ml。

（4）总 PSA 值介于 4 ～ 10ng/ml 之间，游离 / 总 PSA 比值或 PSA 密度结果异常。

对于病灶较小的早期前列腺癌患者，有时甚至需要重复穿刺才能最终确诊。前列腺穿刺活检的入路主要分为经会阴穿刺和经直肠穿刺，两种穿刺入路各有利弊，但对于前列腺癌的检出率没有明显差异，经会阴穿刺对前列腺各区域（尤其是前列腺尖部）的肿瘤组织穿刺成功率更高，感染等并发症发生率更低，但与经直肠穿刺相比操作更为复杂、学习曲线长且需要麻醉。穿刺的方式除了传统的 10 ～ 12 针的标准系统穿刺，还有穿刺针数在 20 针以上的饱和穿刺，以及融合了多参数 MRI 的靶向穿刺等，在一定程度上有助于提高穿刺活检的阳性率。

## 90. 前列腺穿刺活检病理报告说了什么

首先，前列腺穿刺活检的病理报告会对每一条穿刺组织单独做出病理诊断，说明该条前列腺组织病变是良性还是恶性，如前列腺癌、良性前列腺增生、前列腺炎性病变等。对于前列腺癌的具体病理组织学类型也应进一步阐述，包括腺泡腺癌、导管内癌、导管腺癌、尿路上皮癌、腺鳞癌、鳞状细胞癌、基底细胞癌、小细胞或大细胞神经内分泌癌等，并注明癌组织在全部组织中所占的比例是多少。

其次，报告中会对每个穿刺部位的前列腺癌作出 Gleason 评分。Gleason 评分是目前临床上最常用的前列腺癌病理分级系统，Gleason 评分的计算方式比较复杂，根据标本的不同、肿瘤级别、不同级别的肿瘤成分所占比例的不同，计算方式也有所差异，总体来说，Gleason 评分 = 肿瘤主要区域的 Gleason 分级 + 肿瘤次要区域的 Gleason 分级。Gleason 分级从低到高共分为 5 个级别，1 级分化程度最好，通俗地讲就是偏良性；5 级分化程度最差，也就是恶性程度最高；而且在穿刺活检的标本中几乎不存在 1 级和 2 级的评分结果，因此前列腺穿刺活检病理的最好结果至少是 Gleason 评分 =3+3，恶性程度最高的则为 Gleason 评分 =5+5。

## 91. 什么时候推荐重复进行前列腺穿刺

尽管前列腺穿刺活检是确诊前列腺癌最可靠的方法，但仍有部分前列腺癌患者的首次穿刺活检结果为阴性，尤其对于一些肿瘤病灶较小、前列腺癌病变不典型的早期前列腺癌患者，有时需重复穿刺活检才能最终确诊。对于首次穿刺活检结果为阴性的患者，推荐重复穿刺活检的指征主要包括如下几点。

（1）复查总 PSA 结果仍＞ 10ng/ml，推荐重复穿刺。

（2）复查总 PSA 结果在 4 ～ 10ng/ml，但游离 / 总 PSA 比值、PSA 密度等指标异常，或直肠指诊仍能摸到前列腺异常结节，或前列腺 MRI 等影像学检查仍可见异常，推荐重复穿刺。

（3）首次穿刺活检结果发现孤立存在的导管内癌，或发现非典型小腺泡增生，或 3 处不同穿刺点为高级别上皮内瘤变，推荐重复穿刺。

重复穿刺的时机通常推荐在首次穿刺后至少 3 个月，为了提高重复穿刺的阳性率，可尝试采用多参数 MRI 引导下穿刺、多参数 MRI 和经直肠超声融合靶向穿刺等方式。

# 三、关于治疗

## 92. 前列腺癌患者必须积极治疗吗

有些前列腺癌患者在确诊后可能并没有接受手术、放疗或者药物治疗，而是选择等待观察或主动监测。等待观察和主动监测是有一定区别的。等待观察一般适用于预期寿命相对较短（通常小于 10 年）患者，这部分患者通常为高龄，或同时合并前列腺癌以外的致死风险较大的疾病，如严重的心脑血管疾病或呼吸系统疾病、其他晚期恶性肿瘤等。这部分患者本身的预期寿命已经有限，且前列腺癌通常进展较为缓慢，前列腺癌并不会对患者造成严重的生命威胁，反而针对前列腺癌的治疗会降低患者的生活质量，甚至加速患者的不良预后进程。因此对于这部分患者可以采取等待观察，以保障生活质量为目标，仅控制局部症状而不进行前列腺癌相关的标准治疗。而主动监测是指对一些进展缓慢、预后较好的低危型前列腺癌患者不马上进行标准治疗，而选择主动严密随访的方法。这部分患者的前列腺癌恶性程度通常较低，在较长时间内一般不会出现明显的进展或转移，在此阶段马上进行前列腺癌的标准治疗对于改善患者预后的作用有限，有时反而会因为治疗带来的并发症或副作用影响患者生活质量。值得注意的是，我国患者很少选择等待观察或主动监测，通常在欧美国家的患者中更为常见。

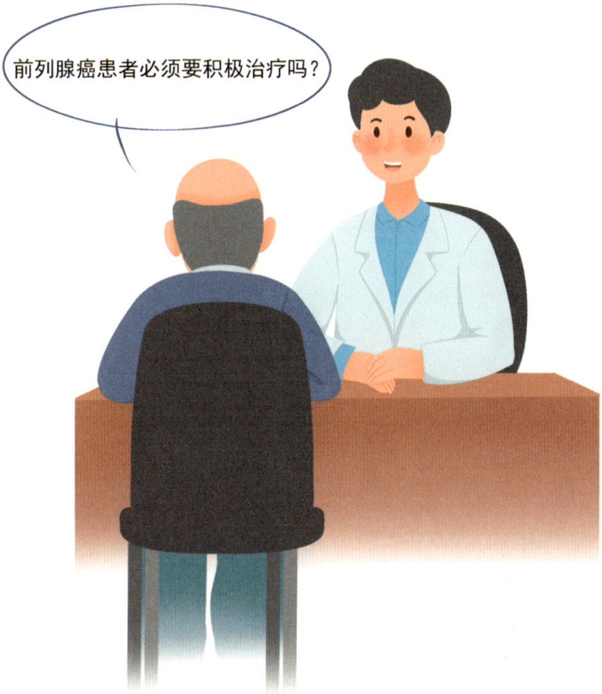


## 93．早中期前列腺癌的治疗方式有哪些

临床上所说的早中期前列腺癌通常是指器官局限性前列腺癌和局部进展期前列腺癌。器官局限性前列腺癌是指肿瘤局限在前列腺内而未突破前列腺包膜，属于比较早期的前列腺癌；局部进展期前列腺癌通常指的是肿瘤突破前列腺包膜累及到周围脂肪组织或精囊，但尚未出现远处转移，可以理解为中期前列腺癌。

根治性前列腺癌切除术是器官局限性和局部进展期前列腺癌最有效的治疗方法之一，手术切除的范围包括完整的前列腺和双侧精囊腺，对于高危局限性和局部进展期的前列腺癌患者，有时还需行盆腔淋巴结清扫。患者的预期寿命和健康状况也是影响手术决策的重要因素，通常推荐预期寿命大于 10 年的、健康状况良好且足以耐受手术的患者接受前列腺癌根治术治疗，对于高危局限性和局部进展期前列腺癌，预期寿命可放宽至大于5年。手术入路主要有经腹膜外、经腹腔、经会阴及其他入路，手术方式过去通常为开放手术，随着微创技术的发展，腹腔镜及机器人辅助腹腔镜前列腺癌根治术已经成为前列腺癌根治术的主要手术方式。

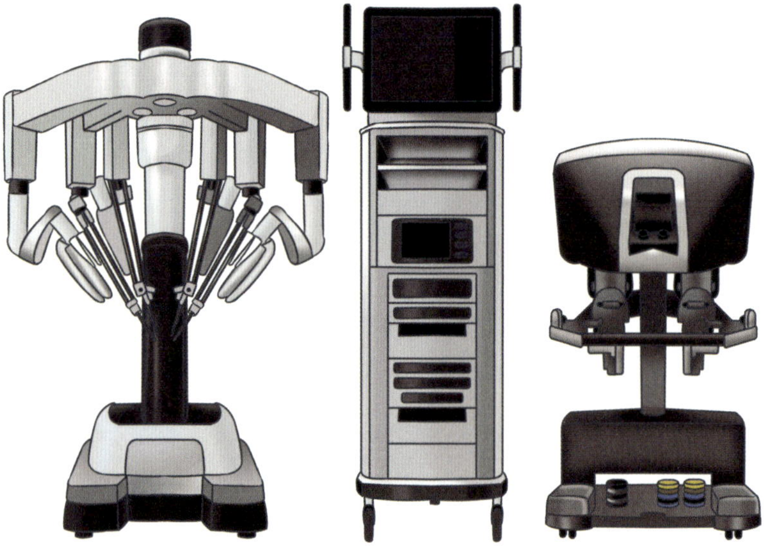

随着手术技术的不断提高，低、中危的局限性前列腺癌患者在术中可尽量保留前列腺包膜两侧的神经血管束，有助于改善患者术后的控尿能力和性功能。此外，对于术后病理结果提示淋巴结转移的患者推荐辅助内分泌治疗；对于切缘阳性、局部进展期、术后复发进展风险较高的患者，也可在术后控尿恢复后辅助放疗，有助于改善患者的无疾病进展生存期和总生存期。

根治性放射治疗和根治性前列腺癌切除术一样，都是局限性和局部进展期前列腺癌的根治性治疗方式。目前临床常用的放疗方式主要分为外照射放疗和近距离放射治疗两种。外放疗的适应证：低危和中危局限性前列腺癌患者可单用外放疗，高危局限性和局部进展期前列腺癌的患者在外放疗的同时还推荐联合内分泌治疗。近距离治疗的适应证：低危局限性前列腺癌，前列腺体积

＜50ml，无明显尿频、尿急、尿痛、排尿困难等下尿路症状；中危局限性前列腺癌患者也可选择近距离治疗同时联合内分泌治疗，高危局限性前列腺癌患者可选择近距离治疗联合外放疗和内分泌治疗。

对于局限性前列腺癌患者，除了根治性前列腺切除术、根治性放疗，还有一些低侵袭性的治疗方式，具有创伤小、恢复快、并发症少、不影响控尿能力和性功能等优点，如前列腺冷冻消融治疗（CSAP）、前列腺癌高能聚焦超声治疗（HIFU）、前列腺癌不可逆电穿孔治疗（IRE）等。这些治疗方法在临床上有一定的应用价值，尤其对于一些不适合行根治性手术或放疗的局限性前列腺癌患者，中短期内的肿瘤控制和治疗效果尚可，但其远期疗效和安全性仍有待进一步评估。

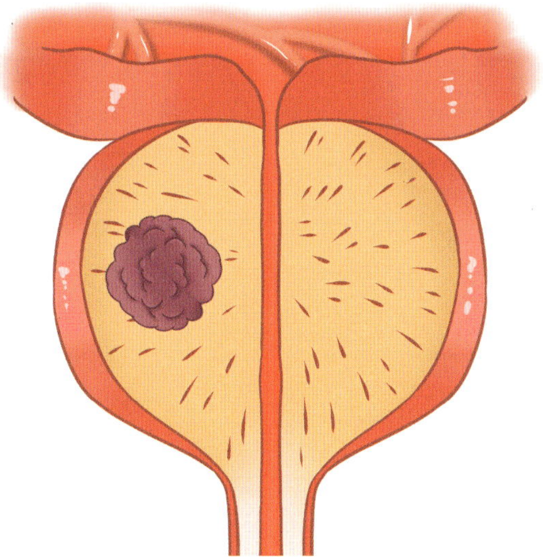

## 94. 中晚期前列腺癌的治疗方式有哪些

通俗来说的中晚期前列腺癌，主要是指前列腺癌累及到除精囊以外的盆腔器官，如膀胱、直肠、盆壁肌肉、盆腔淋巴结等，而尚未出现远处转移灶，也可称为局部晚期前列腺癌。中晚期前列腺癌患者的治疗也可选择前列腺癌根治术，但由于肿瘤可能侵犯盆腔组织器官、存在盆腔淋巴结转移、术后病理提示手术切缘阳性等，因此仅进行根治性手术治疗是不够充分的，术后仍需进行内分泌治疗或放疗。而且中晚期前列腺癌患者术后发生尿失禁、性功能障碍、直肠损伤等并发症的风险增加，扩大盆腔淋巴结清扫后发生淋巴漏的风险也会增加，因此对于中晚期前列腺癌决定进行前列腺癌根治术治疗时应慎重，对于预期寿命较短、生活质量预期较高、身体健康状态不耐受手术、肿瘤病灶难以完整切除的患者，也可不进行前列腺癌根治术治疗，而选择内分泌治疗、放疗等。

## 95．晚期前列腺癌的治疗方式有哪些

晚期前列腺癌通常是指转移性前列腺癌，此期患者出现了远处转移病灶，以骨转移最为常见，也包括远处淋巴结转移，以及肺转移、肝转移等内脏转移等。晚期前列腺癌的患者通常不推荐进行根治性手术治疗，而是采用以内分泌治疗为基础的全身系统治疗。

由于前列腺癌对雄激素存在依赖性，通过手术切除睾丸或应用去势药物的方法去除体内雄激素或抑制雄激素活性，可以有效治疗前列腺癌，称为前列腺癌的内分泌治疗。内分泌治疗的方式主要分为去势治疗和抗雄激素治疗，其中去势治疗主要分为手术去势和药物去势两种方式，在临床上也通常用雄激素剥夺治疗（ADT）来代指手术去势或药物去势。手术去势治疗即为手术切除双侧睾丸，术后睾酮水平可迅速下降至去势水平，从而起到治疗前列腺癌的效果，但目前临床上应用已较少；药物去势治疗是指通过注射促黄体激素释放激素激动剂或促黄体激素释放激素拮抗剂等药物，影响下丘脑－垂体－睾丸内分泌轴，使睾丸减少雄激素的分泌，从而达到去势水平，目前临床上应用广泛，是主要的去势治疗方法，也是贯穿晚期前列腺癌整个治疗过程的基础药物。

目前针对转移性前列腺癌的系统治疗的方案多种多样，无论选择何种治疗方案，雄激素剥夺治疗（ADT）都是作为系统治疗方案的基础贯穿转移性前列

腺癌系统治疗的整个过程。

总体而言，转移性前列腺癌系统治疗的主要方法包括以下几种：ADT 治疗联合新型内分泌治疗，ADT 治疗联合化疗，ADT 治疗联合传统抗雄激素药物，ADT 治疗联合原发病灶放疗，ADT 治疗联合其他特殊治疗。

抗雄激素治疗药物顾名思义可以通过结合雄激素受体来抑制雄激素的活性，从而起到治疗前列腺癌的效果。传统的抗雄激素药物在临床上应用较多的主要为比卡鲁胺，过去通常与去势药物联用作为内分泌治疗的经典方案。近年来出现了新型的雄激素受体拮抗剂，如恩扎卢胺、阿帕他胺、达罗他胺等，连同抑制雄激素合成的新型药物阿比特龙在内，目前在临床上通常均被统称为新型内分泌治疗。研究发现与传统的抗雄激素药物相比，新型内分泌治疗药物能够为前列腺癌患者带来更加显著的临床获益，因此 ADT 治疗联合新型内分泌药物治疗已成为转移性前列腺癌的一线推荐治疗方案。

前列腺癌通常在内分泌治疗开始时效果良好，在应用内分泌治疗去除雄激素或抑制雄激素活性后，肿瘤明显凋亡、缩小甚至消失，此时的前列腺癌阶段被称为激素敏感性前列腺癌。但前列腺癌在持续的 ADT 治疗期间，会逐渐进展为去势抵抗性前列腺癌（CRPC），是指患者体内的睾酮水平已经达到非常低的去势水平（＜ 50μg/dl），但前列腺癌仍然出现进展。通俗地讲，CRPC 也可以理解为对内分泌治疗不再有效的晚期前列腺癌。CRPC 患者治疗方案仍然以 ADT 治疗为基础，药物去势治疗仍不能停用，在此基础上联合应用化疗或新型内分泌治疗，针对存在 HRR 基因突变的患者可联用 PARP 抑制剂，对于以多发骨转移为主要转移病灶的 CRPC 患者可联用镭 -223 治疗，对于肿瘤 PSAM 受体表达阳性的患者可联用 PSMA 靶向的核素治疗。目前临床上常用于前列腺癌的化疗药物中效果最好的通常为多西他赛、卡巴他赛等紫杉醇类药物，紫杉醇类药物化疗后继续进展的患者也可尝试铂类化疗药物等。仅应用 ADT 治疗联合传统抗雄激素药物治疗进展至 CRPC 的患者，可在 ADT 治疗的基础上应用新型内分泌药物治疗，也可取得不错的治疗效果，新型药物如前所述主要包括阿比特龙、恩扎卢胺、阿帕他胺、达罗他胺等。

## 96. 前列腺癌术前需要做哪些准备工作

第一，前列腺根治术前的患者应完成血PSA化验、前列腺MRI、核素骨显像、前列腺穿刺活检等前列腺癌相关检查，明确诊断、肿瘤分期、病理分级、风险分层等，评估患者的手术适应证，对于高危患者及影像学上显示可疑淋巴结的患者，术中应进行盆腔淋巴结清扫；第二，应对患者进行血常规、尿常规、肝肾功能、凝血功能、心肺功能等全身健康状态相关的常规化验检查，评估患者是否存在手术禁忌证；第三，由于前列腺癌根治术后可能会出现尿失禁、性功能障碍等并发症，术前可指导患者进行盆底肌功能锻炼，有助于术后尿控功能的恢复；第四，由于前列腺位于直肠前方，术中存在损伤直肠的风险，因此术前可对患者进行禁食水、口服泻药、甘油灌肠剂清洁直肠等肠道准备工作；第五，围手术期可预防性应用抗生素。

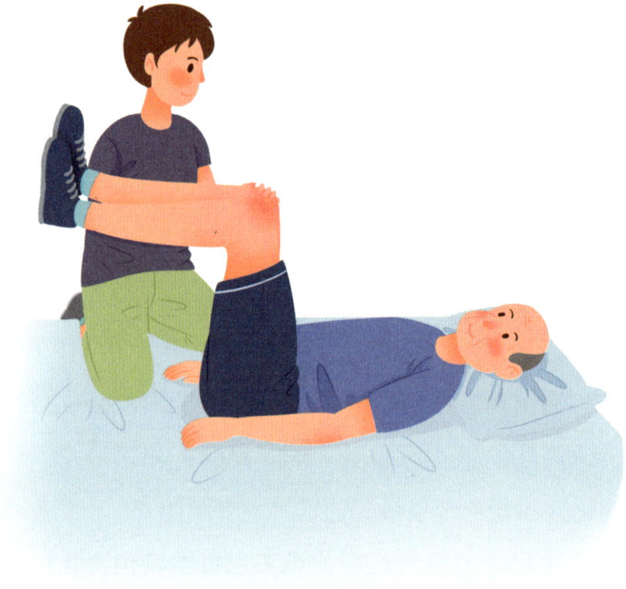

## 97. 前列腺癌根治术术后可能出现哪些并发症

随着腹腔镜和机器人辅助腹腔镜等微创技术的发展，以及手术技术的不断探索和提高，前列腺癌根治术目前被认为是一项较为成熟和安全的治疗方法，再有经验的医生和中心，前列腺癌根治术后总体的并发症发生率通常不到10%，且大多数可控。

（1）围手术期并发症

1）出血：前列腺癌根治术最常见的围手术期并发症是出血，并且大多数为静脉出血。盆腔的静脉分布非常丰富，前列腺周围的阴茎背深静脉复合体、前列腺侧韧带、耻骨后静脉丛、盆腔静脉丛、髂内静脉、髂外静脉等在术中均有可能因损伤而发生出血，但随着对盆腔血管解剖的不断认识和手术技能的不断提高，大部分前列腺癌根治术中的出血都是可控的，偶尔会发生需要输血治疗或二次手术止血治疗的大出血。

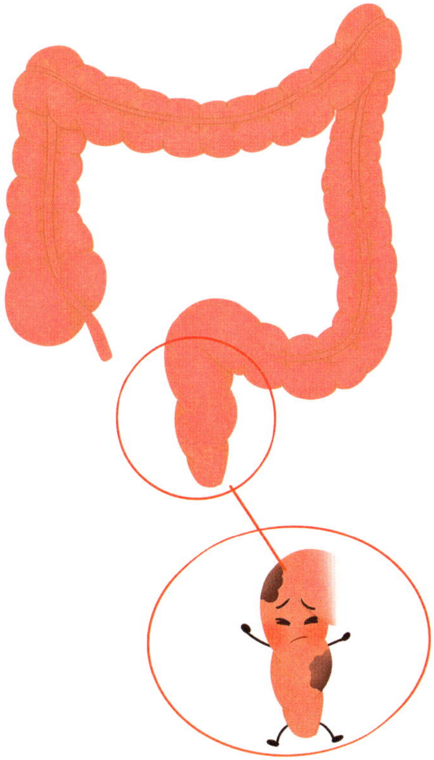

2）直肠损伤：由于前列腺位于直肠前方，因此术中有可能会损伤直肠，尤其是通过经直肠前列腺穿刺活检确诊的患者和肿瘤侵犯直肠的局部晚期患者，由于前列腺与直肠之间的组织粘连，术中损伤直肠的风险会增加，因此对于经直肠前列腺穿刺活检的患者，过去曾推荐在穿刺后6～8周再进行前列腺癌根治术，但随着手术技术的不断提高，穿刺后需要等待多久才能手术目前临床上并未做严格的限制。总体而言，直肠损伤在前列腺癌根治术中的发生率并不高，但却是较为严重的并发症之一。如果损伤较小、伤口边缘清洁整齐，可尝试即刻行手术修补，但仍有愈合不良导致肠瘘的可能性。若损伤破口较大、不规则，且未进行肠道准备导致切口周围容易感染，可能无法即刻进行缝合修补，而是需要进行临时的结肠造口，择期再行结肠还纳和吻合手术。因此，前列腺癌根治术前患者通常会进行肠道准备。

3）漏尿：前列腺癌根治术中，切除前列腺后，需要将尿道断端与膀胱颈部进行缝合吻合，缝合不确切或吻合口愈合不良时，术后可能会出现漏尿的并发症，表现为引流量明显增多，有可能出现感染，在引流不畅时可能出现盆腔包裹性积液。出现漏尿时应注意保持导尿管位置良好并引流通畅，同时可适当牵拉尿管通过压迫的方式减少漏尿量，加快吻合口的愈合，保证引流管通畅，必要时可应用抗生素抗感染治疗，严重的漏尿有时需二次手术重新进行吻合，但较为罕见。因此术中在吻合尿道断端和膀胱颈部时应注意缝合确切，妥当留置引流管，术后密切关注引流量及其性质变化，妥善留置导尿管并保留足够的时间，待吻合口完全愈合后再拔除导尿管。近年来随着机器人辅助腹腔镜手术技术的应用和推广，使得吻合缝合技术进一步提高，降低了漏尿并发症的发生率，并且术后持续保留导尿管的时间也有缩短，从过去的 3 ～ 4 周可缩短至 2 周左右。

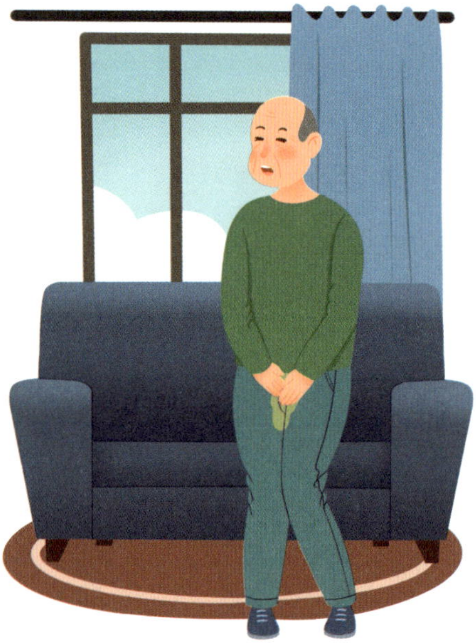

4）输尿管损伤：前列腺癌根治术中的输尿管损伤较为罕见，前列腺癌手术的操作通常不会过多涉及输尿管的走行区域，但如果膀胱颈切开的位置过高，或者缝合操作时进针的位置过于靠近膀胱深处，有可能会损伤输尿管导致漏尿，或将输尿管口缝住导致尿液引流不畅，从而引起肾盂输尿管扩张积水、肾功能受损，因此在术中应仔细辨认输尿管口，操作时避免损伤。

5）闭孔神经损伤：闭孔神经的损伤通常发生在盆腔淋巴结清扫的操作过程中，可能会导致同侧大腿内收肌无力和萎缩，使患者不能做收腿动作，严重影响患者生活质量，因此在术中一定要仔细辨认、小心避免。一旦发现闭孔神经受损，应立即尝试进行吻合修补，尽管吻合后的功能恢复并不确切。

6）淋巴漏：淋巴漏并发症同样与盆腔淋巴结清扫有关，尤其是扩大淋巴结清扫，其术后发生淋巴漏的风险也会增加，导致术后引流量增加，或出现盆腔包裹性积液、感染等。出现淋巴漏后通常需要确保引流管通畅，并适当延长引流管留置时间，待创面愈合、淋巴漏引流量减少后，拔除引流管。对于包裹性积液合并感染的患者，可能需穿刺置管引流，应用抗生素抗感染治疗等。

（2）远期并发症

1）尿失禁：是前列腺癌根治术后最常见的远期并发症之一，严重影响患者生活质量。在前列腺根治术中，前列腺被切除，尿道括约肌不可避免地受损，以及位于前列腺侧韧带中的与尿控功能相关的神经血管束的切断和结扎，都可能会导致术后尿控功能的恢复障碍，从而导致尿失禁。随着前列腺癌根治术的手术方式的不断改进，目前临床上出现了保留神经血管束、延长尿道长度、保留膀胱颈部及尿道周围组织、不缝扎阴茎背深静脉复合体、前壁或后壁折叠等技术，大大提高了对患者尿控功能的保护，而且术后短期内出现尿失禁的患者有大部分可逐渐恢复尿控功能，尿失禁症状有望得到缓解，可以采取行为指导、盆底肌功能锻炼、药物治疗等保守治疗。部分患者的尿控功能可能无法恢复，术后超过 1 年仍有明显尿失禁症状的患者，可能需进行人工尿道括约肌植入术、球海绵体悬吊术、经尿道注射填充术等手术治疗。

2）性功能障碍：前列腺癌根治术后的阴茎勃起功能障碍也是常见的远期并发症之一，除了与手术操作有关以外，还受患者年龄、性激素水平、肿瘤分期等影响。年轻的、肿瘤局限于前列腺内、术中保留了神经血管束的患者术后性功能恢复较好，通常在术后 3 ～ 6 个月开始逐渐恢复，但大多数情况下不能完全达到术前的勃起功能状态。

3）尿道狭窄：前列腺癌根治术后尿道狭窄的发生率通常较低，通常为尿道断端与膀胱颈部的吻合口愈合不良形成瘢痕导致。出现术后尿道狭窄的患者可出现排尿困难、尿频、尿潴留等症状，可伴有泌尿系感染、肾积水、肾功能不全等。尿道狭窄的治疗首先推荐尿道扩张，其次可在膀胱镜下行狭窄处切开、注射糖皮质激素治疗等。

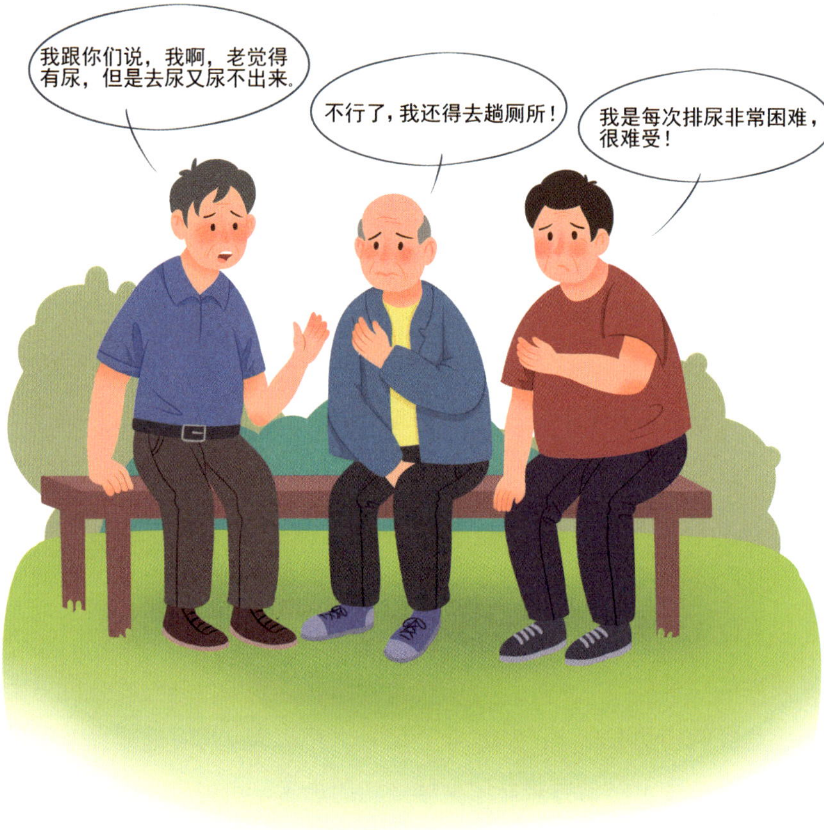


## 98. 晚期前列腺癌的转移部位主要有哪些

前列腺癌的转移部位主要有淋巴结转移、骨转移及内脏转移（肺转移、肝转移等），其中最常见的远处转移为骨转移。

前列腺癌的淋巴结转移分为区域淋巴结转移和区域淋巴结之外的转移，其中后者被划为远处转移。区域淋巴结为真盆腔区的淋巴结，位于髂总动脉分支下方，包括盆腔淋巴结（非特指）、下腹淋巴结、闭孔淋巴结、髂淋巴结和骶淋巴结。真盆腔范围外的淋巴结属于远处转移，包括腹主动脉旁淋巴结、髂总淋巴结、腹股沟浅淋巴结和深淋巴结、腹膜后淋巴结及更远的淋巴结。

骨转移的前列腺患者可出现骨痛、病理性骨折的表现，临床上通常经MRI、全身骨显像、PET/CT等影像学检查发现，内脏转移可由CT或PET/CT评估。鉴于前列腺特异性膜抗原（PSMA）靶向PET/CT的普及，以及其检测软组织和骨转移的敏感性和特异性更高，对于大多数患者，建议使用PSMA-PET/CT来评估前列腺癌的转移情况；若没有条件行PSMA-PET/CT，也可选择骨扫描、全身MRI或使用老款前列腺特异性放射性示踪剂（如18F-fluciclovine）的PET/CT扫描。

前列腺癌转移灶的数量、部位及肿瘤负荷与患者的治疗方式、预后有关，因此临床上通常会对转移性前列腺癌患者进行风险分层。

低转移负荷与高转移负荷是评价转移性前列腺癌风险分层的一项依据。低转移负荷（LVD）是指骨转移病灶≤3处，并且不存在内脏转移；高转移符合（HVD）定义为内脏转移，或骨转移病灶≥4处并且其中至少一处骨转移灶位于脊柱或骨盆以外。通常认为高转移负荷的前列腺癌患者预后较差，有研究认为对于高转移负荷的转移性前列腺癌患者，在诊断后立即开始应用化疗联合ADT治疗，而不是等到CRPC阶段再开始应用化疗，有助于延长患者的总生存期，但需要注意患者的生活质量可能也会受到影响。但对于低转移负荷的前列腺癌患者，可以首先应用新型内分泌治疗，化疗可推迟到CRPC阶段再使用。但这种治疗观点仍需进一步的研究去证实，前列腺癌的治疗方式多种多样，应根据患者的具体病情、患者期望、病情发展、医生经验等多种因素来综合决定。

# 第六章

# 前列腺术后护理

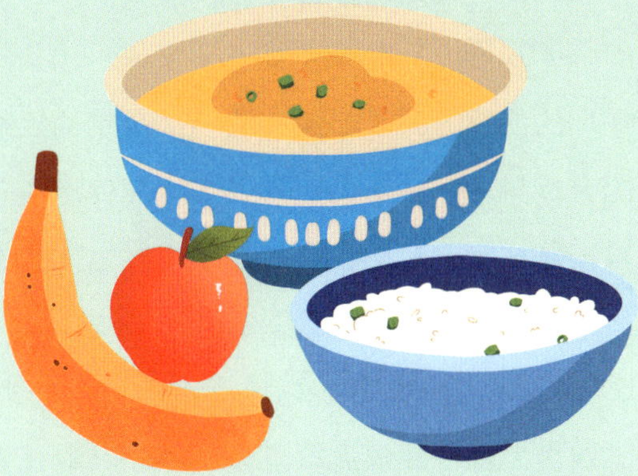

## 99. 前列腺术后住院期间的患者饮食需要注意什么

术后过渡饮食是一门很讲究的学问，科学地过渡饮食对于术后恢复有着至关重要的作用，那么前列腺手术后饮食需要注意什么呢？

经尿道的前列腺手术主要包括经尿道前列腺切除术及前列腺热蒸汽消融术。这两种手术都不需要做传统的外科开口，是经过人的自然通道进行手术的，手术创伤也很小。相比较传统的外科切口手术，这两种手术方式对胃肠道几乎没有影响，因此术后建议尽快恢复正常饮食。

而前列腺癌根治术主要有微创手术（腹腔镜手术或机器人辅助腹腔镜手术）及开放手术两种方式。这类“大”手术正常饮食的恢复一般有一个阶梯恢复的过程。全身麻醉后，一般6小时以后推荐可以少量饮水，温热水最佳，这样可以减少饮水对胃肠道的刺激。传统的手术术后恢复要求患者排气后再饮食、饮水，但是通过大量的临床观察发现没有胃肠道疾病或手术史的患者目前已不建议再应用这样“保守”的治疗方式了。我们认为，少量的饮水刺激可以加快胃肠道功能的恢复，配合尽早地下地活动，可以大幅度促进胃肠道的运动，进而达到加快排气进程以恢复饮食的目的。不过在未排气之前，不推荐除白水以外的食物或有渣饮品，包括蔬果汁、牛奶等饮品摄入。术后排气的时间1～3日不等，每个人的情况不一样，不要因为术后一直没有排气而焦虑。

在肠道恢复正常饮食之前，建议逐渐过渡饮食。一般在患者已经排气并能正常饮水后饮食过渡正式开始。患者可以先喝一些米汤，最好是温热的，切忌空腹进食凉米汤，容易引起胃肠道刺激，导致腹泻或肠炎。若进食米汤后无明显不适，可以尝试进食粥类或者面片汤等流食，也可以适当增加一些蛋羹、新鲜果汁等。若进食流食没有不舒服且排气正常，可以进食蔬菜及肉类饮食，尽量短期内不要进食馒头、花卷、面包等比较硬或黏性比较大的食物，尤其岁数较大的患者容易引起肠梗阻的症状。还需要注意的是，对于糖尿病的患者，一定要注意糖尿病饮食，很多人认为术后要进补，于是不再顾及自身情况，开始“大鱼大肉”进食，这对于手术后患者是大忌！患有糖尿病的患者术后一定要严格控制血糖，这样才有利于术后伤口的恢复。另外，前列腺手术后要尽量多饮水，这不仅有利于排出身体的毒素，更有利于保持尿道通畅，对于病情的恢复及病情的观察都有至关重要的作用。

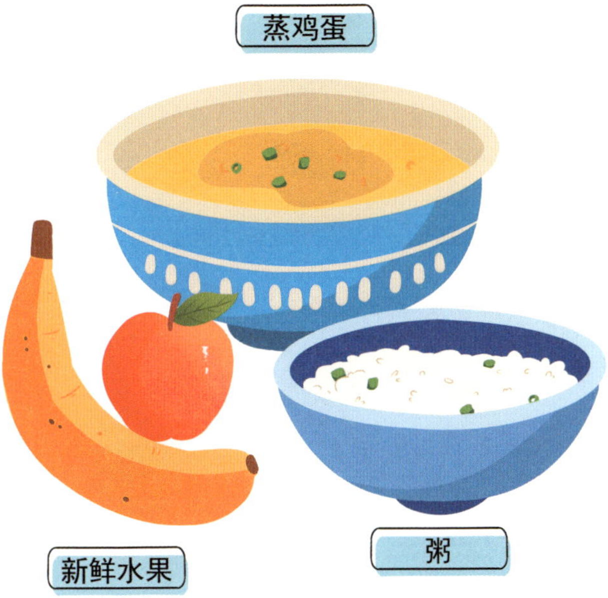


总体来说，刚刚做完前列腺手术的患者，饮食上一定要采取“小步慢速走”的策略，要根据实际情况调整过渡饮食的速度，切忌速度过快恢复饮食，术后出现肠梗阻或腹泻都不利于手术后病情的恢复。

## 100. 做完前列腺手术患者回家饮食需要注意什么

首先，前列腺术后要健康饮食，多吃蛋白质含量较高及富含纤维素的食物，不要吃辛辣、刺激的食物，尽量做到戒烟、戒酒。要多吃蔬菜水果，补充维生素及微量元素，可以多摄入胡萝卜或者西红柿之类的食物，有效补充胡萝卜素及硒元素等。要尽量摄入白肉，如鸡肉、鸭肉、鹅肉、鱼肉、虾肉或蟹肉等；减少红肉的摄入，如猪肉、牛肉或羊肉等。合理的膳食规划不仅有助于术后身体的恢复，还可以有效降低前列腺癌的复发率。

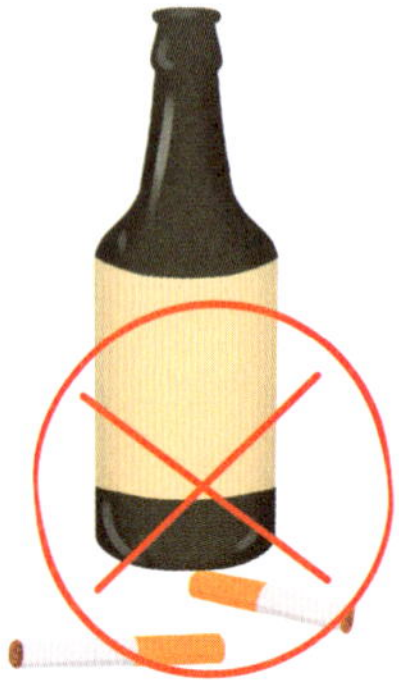

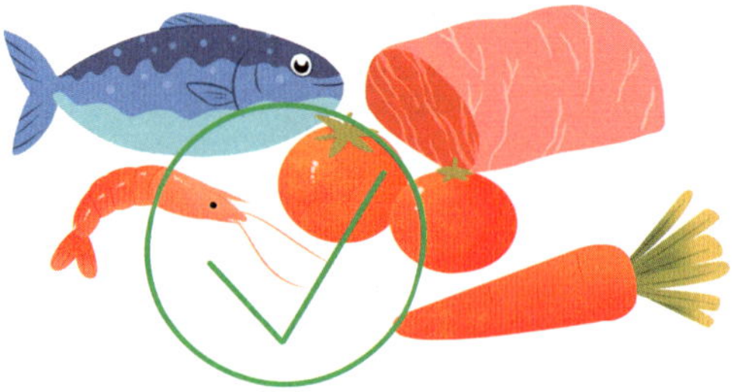

其次，不要迷信保健品。目前市面上有很多品类的保健品，甚至有的保健品自称有治疗作用。相信有很多保健品确实存在营养支持作用，但是大部分保健品并不能起到“保护生命健康”的作用，甚至有些保健品不仅费用高且毫无作用。对于术后需要恢复的患者，最好的营养品是“食补”。规律、良好的饮食习惯可以加快术后伤口的恢复，并能在长期的恢复中增强抵抗力。

最后，对于术后恢复较慢或身体底子比较薄弱的患者还可以考虑应用中医药加强调理。但是一定要去正规的医院就诊，不要听信偏方。

## 101. 插着尿管漏尿怎么办

当我们出现排尿困难、尿潴留或者刚进行完手术后，通常需要留置导尿管，但是在留置导尿管期间有时会发生尿液从导尿管与尿道之间的间隙漏出的现象，此时我们应该怎么办呢？

其实，这是一个比较普遍的现象，不需要过于担心。此时应仔细鉴别和寻找漏尿的原因并予以相应处理，通常可以改善漏尿现象。首先，应请专业的医生或护士检查尿管的位置、型号、球囊大小是否合适，可适当牵拉调整尿管位置，如无改善可尝试更换型号比之前大 2 ～ 4F 的尿管，即更换到直径粗一些的尿管；尿管球囊体积过小也可出现漏尿，球囊位于尿管一头，其主要是起到固定和压迫作用，固定得不牢固同样会出现尿液从侧面漏出的情况。对于前列腺手术的患者球囊可能会要求更大一些，这样不但可以减少漏尿，还可以通过球囊起到压迫止血的作用。

其次，还可以观察尿量，如果尿袋内尿量较少，或自己有憋尿感，则应考虑是不是尿管堵住了。应请专业医生或护士仔细检查尿管是否堵塞，若确定尿管发生了堵塞，此时应疏通尿管管腔，或者更换新的尿管。

最后，膀胱痉挛也会将尿液自尿管周围挤出导致漏尿现象。膀胱痉挛就是膀胱因为外界的刺激导致了活动障碍，无法完成储尿或排尿工作，尿液就会顺着尿道口自行流出。此时可尝试热敷下腹部，或口服索利那新等 M3 受体阻滞剂，缓解膀胱痉挛从而改善漏尿表现，但需要注意的是患有青光眼的患者禁用该类药物。

## 102．带着尿管感染了怎么办

尿管是不属于我们身体的外来的异物，当导尿管被插入身体后很容易出现感染的情况，我们称为导尿管相关性尿路感染。导尿管相关性尿路感染是指患者在留置导尿管期间或拔除尿管后 48 小时内发生的感染，患者可出现发热、血尿、下腹及尿道疼痛或灼热感等症状。导尿管相关性尿路感染发生的可能原因有很多，其中操作过程不规范或尿管留置时间过长是发生导尿管相关性尿路感染的最重要的影响因素。换言之，插尿管的操作不严格规范，或插尿管次数越多，或留置尿管时间越久，发生感染的风险越高。当留置尿管时间超过 1 个月时，绝大多数患者会出现感染或化验尿中可能出现细菌的情况。

## 103. 如何预防尿管相关性感染

第一，应严格把控留置导尿管的指征，即需要插尿管或更换尿管时才进行操作，要减少不必要的插尿管操作。只有对具有明确留置导尿管指征的患者才进行导尿操作，操作过程中要注意手卫生及严格的无菌操作。所以，在没有接受过专业培训的情况下，不建议患者或家属自行操作，避免不必要的感染。

第二，当经过专业医生或护士评估后，评定患者无须继续保留尿管时应及时拔除导尿管，以减少感染的发生风险。

第三，如果需要长期或永久留置导尿管的患者，应定期更换导尿管。由于不同材质或表面涂层的导尿管的留置时间不同，更换尿管的时间间隔无明确时限，应参考留置的导尿管的具体说明书，不要超过说明书上推荐的时间。通常来说大部分导尿管每月更换 1 次。

第四，在留置尿管期间应适当多饮水以保证足够多的尿量，推荐每日尿量保持在 1500 ～ 2000ml，同时要注意保持尿管通畅、清洁和密闭，每日应用清水进行常规清洁和会阴擦洗，保持会阴部清洁干燥，注意手部清洁干净，有助于降低感染的发生。

第五，对于需要长期留置导尿管的患者，可尝试选择居家间歇性导尿的方式引流尿液，虽然并不能完全避免尿路感染，但患者无须持续带尿管，生活质量会相应得到提高。

尽管留置尿管期间患者尿液中出现细菌的现象较为普遍，但大多数患者没有任何症状或只有轻微症状，发生严重感染或感染中毒性休克甚至导致患者死亡的情况也非常少见。因此对于无症状的导尿管相关性尿路感染的患者，通常不推荐常规应用抗菌药物。对于症状明显的感染患者，可在专业医生的指导下应用抗菌药物进行经验性抗感染治疗，必要时应进行尿培养，或更换新的尿管后对原尿管进行病原学培养，根据药敏结果及时调整抗感染治疗方案。

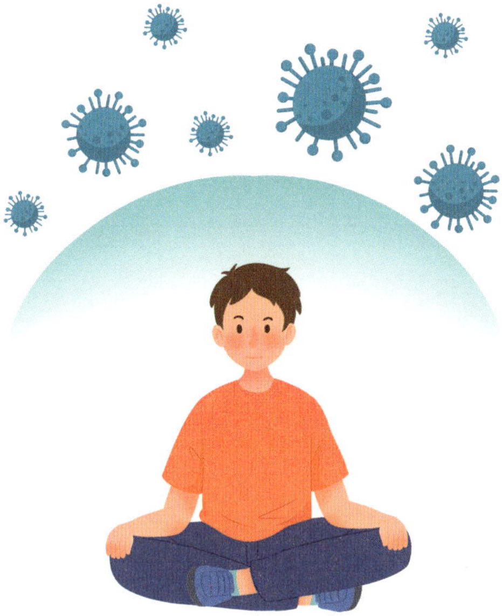

## 104. 尿管内尿液颜色变深了怎么办

在留置尿管期间，有时会出现尿液颜色变深的情况，甚至出现血尿或血块，此时应该怎么办呢？是不是意味着病情加重了呢？

尿管内尿液颜色变深可能有几种原因，应仔细判断尿色加深的原因，予以相应处理。首先应明确是否因饮水量减少导致尿量减少、尿液浓缩，从而出现尿液颜色变深、变成黄褐色。此时如病情允许，应适当增加饮水量或输液量，保证足够的尿量，而且保证液体量有助于降低感染发生、减少尿垢及结石产生。

其次，应排除是否因某些食物或药物导致尿液颜色改变的情况，如结核患者进行抗结核治疗时常用的利福平等药物会导致尿液呈红色，黄连素、番泻叶、维生素 $B_2$ 或复合维生素等药物导致尿液呈黄色或橙色，磺胺类药物、呋喃妥因、治疗疟疾的氯喹等药物会导致尿液变棕色，铁剂、非那西丁、甲硝唑等药可以使尿液变浅黑色。

最后，留置尿管的患者应警惕发生血尿的可能性，接受经尿道前列腺电切术或经尿道膀胱肿瘤电切术治疗的患者，术后可能因手术创面出血导致血尿；平素口服阿司匹林或华法林等抗血小板或抗凝药物及凝血功能存在异常的血液系统疾病患者，因尿管刺激膀胱黏膜可能导致血尿；合并有放射性膀胱炎、腺性膀胱炎、血管畸形等疾病的患者在留置尿管期间也可能发生血尿。轻度的血尿无须特殊处理，保持尿管引流通畅，适当增加饮水量或输液量以增加尿量，血尿通常可自行缓解；血尿明显时需要进行膀胱冲洗，如有血块堵塞尿管时应及时疏通，必要时更换新的尿管，同时应注意保证足够的尿量，并仔细寻找出血原因并进行相应的止血治疗。

## 105. 尿管内出现白色絮状物说明什么

在长期留置尿管的过程中，时常会发现尿管内似乎有一些白色的絮状物，这是怎么回事儿呢？是脏东西吗？

尿管中出现白色絮状物不一定是脏东西，也不一定是感染导致的。有时是由于尿管刺激导致膀胱黏膜上皮坏死脱落，从而形成白色絮状物，在长期留置尿管且尿量较少的患者中更容易出现，此时应适当增加饮水量以增加尿量，并保持尿管引流通畅，必要时更换新的尿管，通过尿液的自我冲刷作用即可缓解，通常并不需要进行膀胱冲洗。对于可以拔除导尿管的患者应及时评估病情并拔除导尿管，以减少尿管对膀胱黏膜的刺激，同时还可降低感染发生率。

与此同时，还要排除是否有膀胱结石、泌尿系感染等，结石的存在本身就可能合并泌尿系感染，加之结石对膀胱黏膜的刺激，可能使尿液中白色絮状物增加；泌尿系感染，尤其是真菌感染、结核分枝杆菌感染等特殊泌尿系感染，有时也会出现尿液中白色絮状物增加的情况。此时除了保持尿管通畅性和足够的尿量，还应及时处理结石，针对感染的病原体进行针对性治疗。

## 106. 拔除尿管后需要注意什么

经过长时间的留置尿管，在拔除尿管后终于解放啦！那患者还需要注意哪些事情呢？

当长期留置尿管的患者经过治疗后具备拔管条件时，应及时拔除导尿管，在原发病控制良好、拔管操作规范的情况下，患者拔除尿管后通常不会出现明显的不良反应。由于尿管对尿道及男性前列腺的刺激，拔除尿管后可能会出现短期的尿频、尿急、尿痛等刺激症状，或伴有轻度的血尿、排尿不畅症状，通常可自行缓解。适当多饮水，保证足够的尿量即可，无须其他特殊处理。对于前列腺增生的患者，如病情需要则应遵医嘱继续规律口服非那雄胺片、α受体阻滞剂等缓解下尿路症状的药物。对于经尿道手术后常规留置尿管的患者，在拔除导尿管后应注意观察是否出现持续的血尿症状。对于因尿潴留而留置导尿管的患者，在拔除导尿管后应仔细观察自身排尿困难、尿频、尿急、尿痛等下尿路症状的缓解程度，拔管后定期复查残余尿量超声测定等检查，一方面评估对导致尿潴留的原发疾病的治疗效果，另一方面有助于及时发现需要再次留置导尿管的指征。

## 107. 前列腺癌术后如何进行排尿功能锻炼

尿失禁是前列腺癌根治术后最常见的并发症，影响患者术后尿控功能的主要因素是肿瘤分期，肿瘤对周围组织的累及范围，以及手术中对尿道括约肌、尿控功能相关神经血管的保护。随着手术方式和手术技巧的不断改进和提高，术后尿失禁的发生率大大降低，且多数患者在术后1年内可逐渐恢复控尿能力，即使控尿能力不能完全恢复到术前水平，大概率不影响患者术后的生活质量。患者在术前及术后早期开始进行盆底肌功能锻炼，有助于控尿功能的恢复。

盆底肌功能锻炼以凯格尔运动较为常用，锻炼时推荐患者取平卧位或坐位，放松腹部、臀部及四肢肌肉，缓慢、匀速、有节律地收缩盆底肌肉，感觉类似于在排尿或排出大便时主动中断排尿或排便动作时的收缩方式，起初收缩2～3秒，逐渐熟悉和适应后收缩时间可逐渐延长至10秒，然后缓慢放松10秒，再次重复上述收缩和放松盆底肌肉的动作，一般10次为1组，每天练习3～4次即可。在进行锻炼时应循序渐进，根据自身情况逐渐调整练习时间和频率，避免过度劳累。

## 108. 留置尿管时间越长越好吗？多久更换一次尿管

留置尿管的时间并不是越长越好，相反长时间地留置尿管还会增加泌尿系感染的风险，同时由于尿管的存在会导致日常生活的不便和不适感，影响患者的生活质量。因此对于没有必要留置尿管的应尽量避免插尿管操作，当评估病情已经无须留置尿管时应及时拔除导尿管。对于确实需要长期留置导尿管的患者，除了平时的清洁护理，应根据导尿管的材质、涂层等不同，定期更换新的导尿管，以减少尿管堵塞的情况，降低泌尿系感染的发生。更换尿管的时间应根据不同材质和涂层的尿管决定，不要超过说明书推荐的最长时间。通常来讲，目前临床上所应用的大多数尿管建议每月更换1次。

## 109. 如何选择适合自己的尿管

在第一次进行导尿管操作或到医院定期更换导尿管时，通常由医务人员选择合适的尿管，如患者选择居家自行间歇导尿操作或更换尿管时，推荐选择与之前相同的尿管，同时应接受医务人员的专业培训，保证导尿操作的规范性和清洁无菌。

当没有专业医护人员帮助时如何选择合适的尿管呢？应首先注意选择合适的型号，对于成人患者来说，常用的尿管型号为F14～F16；对于接受经尿道手术的患者可选择更粗的 F18 ～ F22 型号的尿管；对于儿童患者通常选择 F10 及以下型号的管径较细的尿管。对于以引流尿液为主要目的的患者，普通的双腔尿管足够满足临床需求；对于经尿道术后或血尿明显甚至膀胱内有血块的患者，因为可能有膀胱冲洗的操作要求，通常需留置三腔尿管，除了引流用的管腔和注入水囊的管腔，多出了一个用于向膀胱内注水冲洗用的管腔。其次应选择合适材质的尿管，由于橡胶材质的尿管引起的尿道炎症和组织反应最为明显，通常仅用于短期留置尿管的患者；目前临床上常用的尿管材质主要为乳胶和硅胶，更适用于长期留置尿管的患者，其中乳胶材质的尿管舒适度更好一些，硅胶材质的尿管引起的炎症和组织反应更小一些。此外临床上还会有一些特殊涂层的尿管，如超滑涂层尿管更容易通过狭窄的尿道，抗菌涂层的尿管有助于减少尿管表面生物膜的形成及结壳反应，降低导尿管相关性尿路感染的发生。